21世紀の健康戦略 5

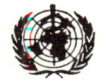
World Health Organization

# ナットとハリスの
# ヘルスプロモーション・
# ガイド・ブック

―ヘルスプロモーションの理論とモデル―

監訳者　島内憲夫
共訳者　石田共子／長松康子／西田美佐／島内直子／助友裕子

垣内出版株式会社

Copyright © Donald Nutbeam and Elizabeth Harris 1998

Copies of this Monograph can be ordered from:
National Centre for Health Promotion
Department of Public Health and Community Medicine
University of Sydney
NSW 2006
Australia

## 訳者　はしがき

　本書は、ドン・ナットビームとエリザベス・ハリスの「NUTSHELL A practitioner's guide to commonly used theories and models in health promotion」の翻訳、並びにナットビームの「ヘルスプロモーション・プログラム・モデル」（講演）の翻訳とハリスの「ヘルスプロモーションの理論―それって重要？―」の解説を収録したものです。私は、いろいろと考えた後、日本語版のタイトルを「ナットとハリスのヘルスプロモーション・ガイド・ブック―ヘルスプロモーションの理論とモデル―」としました。

　私はハリス博士とまだお会いしていませんが、ドン・ナットビーム教授とは1990年ウエールズ医科大学大学院を訪問した時、初めてお会いしました。当時順天堂大学体育学部は学部の将来構想のために全教職員が気持ちを一つにして日夜努力しているときでした。いくつかのアイディアの中からヘルスプロモーションを構想の中に取り込んでみようという意見がまとまり、高橋俊哉体育学部長と通訳を兼ねてブルース・アレン助教授そして私の3人が、ウエールズ医科大学大学院のあるカーディフを訪れたのでした。その時以来、私は彼との約束を果たすべく、まず順天堂大学にヘルスプロモーションの考え方を定着させようと1992年に順天堂大学ヘルスプロモーション・リサーチ・センターを設立し、つぎに国外での活動を意

識し、1993年にこのセンターを「健康行動研究とヘルスプロモーションに関するWHO協力機関」としてWHO西太平洋地域事務局より指定していただくことによって、今日まで世界の人びとの健康づくりをめざした活動に専心してまいりました。

　一方国内では、平成5年から始まった厚生省の健康文化都市構想にこの考え方を位置付け、日本健康教育学会では健康教育の考え方にヘルスプロモーションの考え方を加える必要があることを学会設立以来一理事の立場から訴えてきました。残念ながら学会の名称は「日本健康教育学会」となっておりヘルスプロモーションという言葉は採用されていません。英語訳はJapanese Society of Health Education and Promotionとなってはいます。世界に目を転じてみればこの種の国際会議はInternational Union for Health Promotion and Educationとなっておりヘルスプロモーションを優先させた考え方で進められています。

　このような日本的・世界的状況に鑑み新たな気持ちでヘルスプロモーションの日本的展開に取り組むことを決意し、日本健康教育学会を退会し、昨年の8月3日に「日本ヘルスプロモーション学会」を設立いたしました。今年の11月15、16日に国立国際医療センターにおいて、日本ヘルスプロモーション学会の設立総会と第1回学術大会が開催されます。この記念すべき年に「ナットとハリスのヘルスプロモーション・ガイド・ブック―ヘルスプロモーションの理論とモデル―」の出版を企画致しました。それは、1986年にWHOが提唱した「ヘルスプロモーションに関するオタワ憲章」の価値を再確認していただくことと、またヘルスプロモーションの理論やモ

デルは「一つではない」ということも知っていただくという大きなねらいがあります。日本では、すでにヘルスプロモーションを広めようと意図した神馬正征峰先生と岩永俊博先生などがグリーンの「ヘルスプロモーション PRECEDE-PROCEED モデルによる活動の展開」を紹介されています。現在は、藤内修二先生等によって MIDORI 理論と命名されて公衆衛生の現場で広く活用されていますが、残念なことにこのグリーンの考え方はヘルスプロモーションを展開するための「一つの理論」であるにもかかわらず、この理論がすべてであるかのごとく理解していらっしゃる方があまりにも多いことに気づいたからです。また忘れてはならないことは、このグリーンの理論を日本に最初に紹介した方は、群馬大学医学部教授の吉田亨教授（元東京大学医学部）です。吉田先生の紹介がなければ、グリーンの考え方が日本に広まるのは少し遅れたかもしれません。吉田先生の世界的なアンテナに敬意を表したいと思います。

　ともあれ、日本でヘルスプロモーションに関心を示してくださっている方々に、「ヘルスプロモーションは、『何が健康を創っているのか』についての議論を生活の場（settings）である家庭、学校、職場、病院、街、地域の人びと等とともに考え、その中から生まれてきた健康の決定因を基礎として、理論的証拠を積み重ね『健康を資源化』していくことを大きな目標としたまったく新しい理論である」ことを理解していただきたいと思います。

　私事ですが、私の親友であるドン・ナットビーム教授の著作が日本に初めて紹介されることを自分のことのようにうれしく思っています。また、この書の翻訳に協力してくださった長松康子先生、西

田美佐先生、石田共子先生、助友裕子先生、娘の直子に心からお礼を申し上げたいと思います。皆さんの協力がなかったならこんなに早くこの書を世に出すことができなかったでしょうから……。

　最後に、本邦書の出版を心からお引き受け下さった垣内出版社の垣内健一社長に心より感謝申し上げます。

　　＊「ヘルスプロモーション」という名の翼に
　　　　夢を乗せて未来空を舞う！＊


　　　　　　　　　　　　　　　　　　　平成15年8月3日

　　　　　　　　　　　　　　　　　　夏真っ盛りの佐倉にて
　　　　　　　　　　　　　　　　　訳者を代表して　島内憲夫

# ナットとハリスのヘルスプロモーション・ガイド・ブック
― ヘルスプロモーションの理論とモデル ―

## 目　次

訳者はしがき……………1　　　　　　　　　　　　　　　　　　　島内憲夫
目　次…………5

## 第1部 ナットとハリスの「ヘルスプロモーションの理論とモデル」
訳：島内憲夫・長松康子・島内直子・
石田共子・西田美佐・助友裕子

謝辞……………10
このモノグラフ（研究書）の目的……………11
このモノグラフ（研究書）の構造……………12

1. 理論……………15　　　　　　　　　　　　　　　　　　　　　訳：島内憲夫
1.1　理論とは何か……………15
1.2　プログラムの計画に関係する理論……………16
1.3　単一理論あるいは複合理論……………22

2. 個人の特徴に焦点をおいて保健行動とその変容を説明する理論
　　　　　　　　　　　　　　　　　　　　　　　　　　　　　　訳：長松康子
2.1　保健信念モデル……………26
2.2　理由付けされた行動と計画された行動の理論……………30
2.3　段階的行動変容モデル……………34
2.4　社会的学習理論……………37

2.5 要 約……………42

3. コミュニティの変化と健康のための
　　　　コミュニティ活動を説明するための理論　　　　訳：島内直子
3.1 地域社会動員……………44
3.2 イノベーション理論の普及……………49
3.3 要 約……………56

4. 行動変容をもたらすコミュニケーションを導くモデル

訳：石田共子
4.1 コミュニケーション―行動変容モデル……………59
4.2 ソーシャル・マーケティング……………64
4.3 要 約……………72

5. 組織の変容を説明するモデルと
　　　　健康を支援する組織的実践の創造モデル　　　　訳：西田美佐
5.1 組織変革の理論……………75
5.2 分野間活動のモデル……………78
5.3 要 約……………84

6. 健康的な公共政策の展開を理解するためのモデル　　　訳：助友裕子
6.1 健康的な公共政策をつくるための生態学的枠組み……………86
6.2 健康を促進するための政策決定の基礎的な決定因……………91
6.3 ヘルスプロモーション政策の指標づくり：理論開発の方法……………95
6.4 要 約……………99

エピローグ―実践的理論……………101　　　　　　　　　訳：島内憲夫

## 第2部 ナットの「ヘルスプロモーション・プログラム・モデル」
### 訳：島内憲夫

はじめに……………104
1. 問題の明確化……………105
2. 解決策……………107
3. 実施前の局面―ヘルスプロモーションのインプット―：
   資源の動員……………109
4. 実施―ヘルスプロモーションの活動―……………110
5. 最初の評価―ヘルスプロモーションの成果―……………113
6. 中間の評価―中間の健康成果―……………116
7. 最終の評価―健康の成果―……………118
結　論……………119

## 第3部 ハリスの「ヘルスプロモーションの理論」―それって重要？―
### 解説：島内憲夫

1. はじめに―出逢いの瞬間こそ愛のすべて―……………123
2. 日本で知られているヘルスプロモーション……………129
3. ヘルスプロモーションの理論―それって重要―……………132
4. おわりに―ハッピーファクターを探してみませんか―……………151

第 1 部
ナットとハリスの「ヘルスプロモーションの理論とモデル」

訳：島内憲夫

長松康子

島内直子

石田共子

西田美佐

助友裕子

## 謝　辞

　たくさんの人びとが私たちのモノグラフ（研究書）に貢献してくださった。私たちは、とくにKaren Glanzさんに感謝の意を表したい。彼女の理論、研究そして実践に関するテキストブックは、学生にとっては主要な資源であり、私たちのモノグラフでもつねに参考にしている。彼女のモノグラフである「必見の理論Theory at a glance」は、私たちのモノグラフのモデルであり、タイトルのインスピレーション（霊感による着想）にも役だった。Karenさんは、またモノグラフの草稿段階の思考や有益な批評を私たちに提供して下さった。その他、Adrian Bauman、Lesley King、Lyn Stoker、Doug Tuttさんも、草稿の批評をしてくださった。

　Nullegai CommunicationのOlivia WrothとGreg Heardさんは、最終の原稿を編集して下さった。

　私たちは、このモノグラフの最初の研究を認めて、小さな種を蒔く機会を与えて下さったNSW Health Departmentに、とくに感謝を申し上げたい。

## このモノグラフ（研究書）の目的

　すべてのヘルスプロモーション・プログラムが、その目標や目的を問題なく達成している訳ではない。プログラムは、健康問題やあるいは問題点がよくわかったとき、目標となっている人びとが表明しているニーズや動機がどこにあるのかがわかったとき、そして実施されているプログラムの文脈が考慮されたときに、最もうまく進みやすいと言うことをわれわれに教えている。

　多くのヘルスプロモーション・プロジェクトやプログラムが、明確な理論的な枠組みがないままに開発され実施されているが、理論をうまく使うとあらかじめ決めた目的を達成する機会がかなり改善されるといった証拠をヘルスプロモーションに関する文脈から得ることができる。理論を使うことによって、提出されている問題の性質、目標集団のニーズや動機、あるいは問題とプログラムをうまくかみ合わせることができるように援助するといったような介入のための文脈をよく理解することができる。

　このモノグラフは、最近のヘルスプロモーション実践を導き、現在も依然として影響を残している最も影響力のあるいくつかの理論とモデルの概観をヘルスプロモーションの実践家や学生に用意することを意図している。

　どの場合でも、その理論の主要な要素についての説明が、用意され理解を深めている。それは、その理論の強みと弱みや、その理論が現実の世界といかに関係しているのかについてのいくつかのアイディアである。

このモノグラフを通して、われわれは、理論を用心深く使えば、理論はヘルスプロモーション・プログラムの効果や持続性を一層高めることができることを証明したいのである。

このモノグラフ（研究書）の構造

このモノグラフは、ヘルスプロモーションの専門家によって、現在着手されている活動範囲を反映している。まず個人の特徴に焦点をおいた保健行動と保健行動の変容を説明しようとする理論について見てみよう。ヘルスプロモーションの実践に影響する4つの理論について議論する。それは、保健信念モデル（the health belief model）、理由付け活動モデル（the theory of reasoned action）、段階的行動変容モデル（the transtheoretical: stage of change）、社会的学習理論（social learning theory）である。これらの概観から現れるものは、これらの理論は、（個人の行動についてのわれわれの理解に実質的に貢献している限り）個人が生活している幅広い文脈の中に置いてみない限り、健康に影響する多くの要因を説明できないであろう。

彼らの健康に変化を及ぼす個人の能力と機会は、個人のコントロールを越えた問題を扱うコミュニティの能力によって重大な影響を受けるということが、今もよく認められている。これは、コミュニティの能力がいかに強化されるのか。どのような方法が新しいアイディアをコミュニティの中に紹介することができるのか。といった理論とモデルを必要としているということを意味している。同様に、コミュニティの動員（community mobilisation）（社会計画、社

会的活動、そして地域開発として映し出されるようなもの）が、イノベーション理論と同様に検討されている。

　健康を促進する活動への個人、グループ、コミュニティの認識を高め、その活動に従事させようとして、健康メッセージによって効果的なコミュニケーションがとれ、それに従って行動できるような方法を導いた数多くの理論とモデルが開発し続けられている。コミュニケーション—行動変容とソーシャル・マーケティングの2つの影響力のある理論が討議された。両理論には、マス・コミュニケーション戦略を開発するための実際的で効果的なガイダンスが備わっている。しかしながら、仮に組織構造が、それらの理論がもたらした変化をサポートしないか、あるいは促進するかによって、それらの影響の限界がしばしば生じる。

　組織構造（時どき場所〈settings〉として言及されている）は、人びとの健康に直接的・間接的な影響を与えている。学校、職場、リクリエーション開催地のような場所（settings）、人びとが多くの時間を過ごしている場所なのである。そのような場所は、個人やコミュニティのために準備されたサービスやプログラムを通して、個人や健康に関連した行動（身体活動、タバコの制限など）の機会や負担を通して直接健康に影響を及ぼしている。そのような場所が、直接的ではないがソーシャルサポートへのアクセス、あるいは消極的ではあるがストレスや葛藤原因として健康に影響を与えている。それらの場所は、また例えば、議会で規則をつくることによって、政府の所得支援政策によって、間接的に影響を与えられているのである。この文脈で、この研究は、ワーカーがいかに組織を変革し、彼

らが一緒に効果的な仕事をするかについて2つのモデルを通して調べようとしている。これは、組織変化の理論と分野間協力を理解するためのモデルについて議論している。

最後に、この研究は、健康的な公共政策の分野、いかなる政策が健康に影響し、健康を促進させるかについての理解を深めるモデルについて調べている。政策展開のための生態学的枠組み、ヘルスプロモーション政策の決定因と指標を含んでいる。

(訳：島内憲夫)

表1　モノグラフの中で説明されるモデルの要約

| 変化の領域 | 理論あるいはモデル |
| --- | --- |
| 個人に焦点をおいた保健行動と保健行動の変化を説明する理論 | 保健信念モデル<br>理由付け活動理論<br>段階的行動変容モデル |
| コミュニティの変化と健康のためのコミュニティ活動を説明するための理論 | 地域社会の動員<br>社会計画<br>　・ソーシャル・アクション<br>　・地域開発<br>イノベーションの普及 |
| 健康を促進するコミュニケーション戦略を使うためのガイド | 行動変容のためのコミュニケーション<br>ソーシャル・マーケティング |
| 健康的な公共政策の展開と実施を説明するモデル | 政策展開のための生態学的な枠組み<br>ヘルスプロモーション政策の指標をつくるための政策づくりの決定因 |

## 1. 理 論

### 1.1 理論とは何か

　十分に開発された理論は3つの大きな要素をもっているのが特徴である。

　それは、興味ある現象を起す主要な要因、例えば幾人かの人びとにとって一般的な活動が他の人びとにとってはそうでない理由を説明できる要因；これらの間の関係、例えば知識、信念、社会的規範と運動のような行動との関係；これらの関係を起すあるいは起さない状況：仮説の関係が、いかに、いつそしてなぜ起こるか、例えば人が活動し活動しない時間、場所そして状況の予測。

　一般的に使われている理論の定義は、活動の基礎として使うことができるような特定された現象の性質や行動を分析し、予測し、（さもなければ）説明するために考案された幅広い状況に適応できる体系的で組織的な知識である。*1

　*1　Van Ryn M, Heany CA. What's the use of theory? Health Education Quarterly 1992; 19.3: 315-330.a

　多くのヘルスプロモーション理論は、行動科学や社会科学から生まれている。それらは、心理学、社会学、マネジメント、消費者行動やマーケッティングのようなあらゆる学問分野からの借り物である。そのような多様性は、ヘルスプロモーション活動が、個人の行動だけでなく、社会の組織化の方法や、健康を促進するための政策の役割や、組織構造に関心があることに由来している（…という事

実の反映である)。

ヘルスプロモーションで一般的に使われている多くの理論は、定義の中で提案されているような高度に開発されたものではないし、例えば物理学の理論と比較して厳密に試験されたわけでもない。それらは、正確に言えば理論的枠組みあるいはモデルのようなものである。

## 1.2 プログラムの計画に関係する理論

ヘルスプロモーション介入の開発のガイドとなる可能性のある理論は相当ある。プログラムの計画モデルに関係する理論は、介入の開発や問題の重要性や困難性を説明できるような問題の予測を支援できるものである。ヘルスプロモーションのためのプログラム・マネジメントのガイドラインもまたつくられている(もっと多くの情報を得たければ、このセクションの最後を参照されたい)。どのケースにおいても、これらのモデルとガイドラインは、計画、実施、評価の段階の順序を成している。異なる理論に関する文献は、専門家に各々の段階でガイドし、知らせることができる。

図1は、ヘルスプロモーション計画と評価のサイクルを示している。それは、ヘルスプロモーションプログラムの計画、実施、評価のあらゆる段階を含んでいる。


問題の明確化

取り組む健康問題のパラメーターを明らかにすることは、幅広い範囲の行動科学や社会科学の情報と同様に疫学や人口学的情報、そ

**図1　ヘルスプロモーションの計画と評価のサイクル**

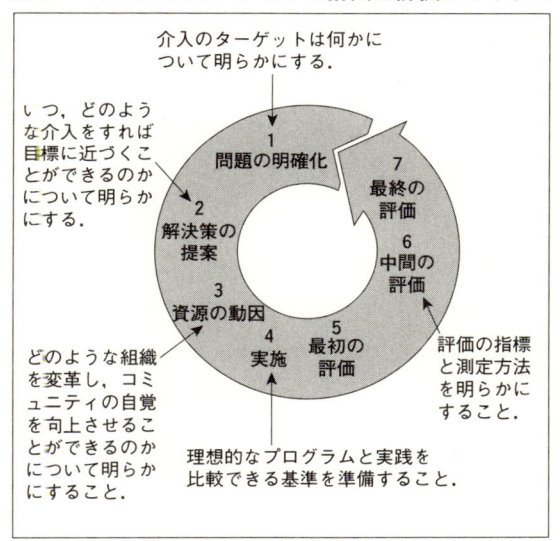

(1997：ナットビーム，D，島内憲夫 訳)

してコミュニティのニーズや優先性を引き出すことを含んでいる。ここにある、異なる理論は、介入の焦点をどこに置くかについてわれわれを助けてくれる。

　とくに、理論は介入の焦点としてわれわれが考慮すべき要素の選択を教えてくれる。例えば、保健信念モデル、理由付け活動理論は異なる健康行動に関係する、変化しやすい個々人の性格、信念そして価値を明らかにしてくれる。同様に、組織的変化理論は、変化したい、変化しやすい組織の主要な要素を明らかにしてくれる。

解決策の計画

　サイクルの第2段階は、活動の順序と同様に用意された目的と戦

略を区別するプログラム計画の開発を導く、可能性のある解決策の分析のためのニーズを示している。

　ここに示した最も役立つ理論は、いかに、いつ変化が、目標集団、組織、政策を達成するのかについてのガイダンスを備えているものである。それは、われわれにいつもとは違ったアイディアを思いつかせるかも知れない。

　異なる理論は、われわれが中心的に使うことができる介入の方法を理解することを助けてくれる。とくに、目標変数（人びと、組織、政策）の中で生じている変化のプロセスの理解を高めることによって、そして目標変数の中で変化を達成する手段を明らかにすることによって。例えば、社会的学習理論は、個人的な観察、経験、社会的範囲と個人行動に影響する外部環境との関係を説明してくれる。

　このように、個人や集団の健康行動や組織的な活動を説明し予測する理論、そして健康行動や組織的な活動の決定因を変化させる方法を明らかにする理論は、計画のこの段階では深く考慮する価値がある。

　いくつかの理論はまた、最大の効果を及ぼす介入の時期と順序の決定について知らせている。例えば、変化理論の段階やイノベーション理論は、個人やコミュニティのそれぞれの活動の順序や時期についてのガイダンスを備えている。

　実施のための資源を動員すること
　かつてプログラム計画が開発されたとき、実施の最初の段階はプログラムに関する公的・政治的な関心を引き起こすこと、プログラ

ム実施のための資源を動員すること、そしてプログラムが学校や職場や地方自治体に作用することによってパートナーの組織化の能力をつくることに向けられていた。分野間活動のモデルは、パートナーシップをいかにつくるのかについての理解を助ける。とりわけ組織化の手順にどのようにして影響を及ぼしているのかを示している組織的変化理論はとくにここで役立っている。同様にコミュニケーション行動変化理論は、メディアベースの認識を高める活動の開発を導くことができる。

実　施

プログラムの実施は、教育や唱道（アドボカシー）のような複数の戦略を含んでいる。ここに、理論の主要な要素が、実際の方法の選択や継続的な介入が理論的で理想的なプログラムの実施に関して考慮することができる基準を準備することができる。

この方法で、理論を使うことは異なるプログラムに関する成功あるいは失敗を説明することを助ける。とくにプログラムの計画と実際の実施とのあいだの可能なインパクトの相違を強調することによって、それはまた、成功したプログラムを広めるための基盤形成の主要な要素を明らかにすることを支えることができる。

評　価

ヘルスプロモーション介入は、異なるレベルのインパクトや時間外の異なる効果を予測することができる。インパクト評価—最初の評価—は、プログラムのアウトカム評価の最初のレベルを表してい

## 表2 プログラムの計画と評価に関する理論の使い方

| 計画の側面 | 課題 | 理論を使う可能性 |
|---|---|---|
| 問題の計画化と優先性 | 限定された集団の主要な健康問題の明確化と効果的な介入の優先 | 個人の信念や社会規範あるいは組織的な実践のような介入の標的を明らかにする |
| 解決策の計画 | 計画の目的、戦略、活動の連続性を明示するプログラムの計画の開発 | プログラムの標的、いかに、いつ、どこで達成できるかについてのガイダンス |
| 実施のための資源の動員 | 公的、政治的なサポートの一般化とパートナー組織の能力を高めることと安全な資源の確保 | いかにパートナーシップをつくり、公的な認識を高め、組織開発を育成するかについてのガイダンス |
| 実施 | 計画的、複合的な戦略を活用したプログラムの実施（プログラム目標に相応しい実施） | 実際的な実施が理論的なアイディアと比較できるような基準の用意 |
| 評価 | あらかじめ明らかにされたプログラムの目標に照らしたプログラムの影響やアウトカムの評価 | それぞれのレベルに応じた評価を可能とするアウトカムと測定方法の明確化 |

る。プログラムの計画に関する理論を採用することは、プログラムの成功を評価するために使うことのできる手段に関するガイダンスを備えている。例えば、介入の目標が知識や自己効力感の変化、あるいは社会規範や組織的な活動の変化を達成する理論を提案している。これらの変化の測定が評価の最初のポイントになる。そのようなインパクトの測定はしばしばヘルスプロモーションのアウトカムとして言及されている。

中間のアウトカム評価—中間の評価—は、評価のつぎのレベルである。理論はまた介入から求められた中間のヘルスアウトカムを予測するために使うことが出来る。普通、これらは健康を決定したり、行動に影響する個人の行動あるいは社会経済的、環境的状態を修正することを考慮している。保健信念モデル、社会的学習理論のような理論は、ヘルスプロモーションのアウトカムの変化が健康行動を変化させるということを予測する。

ヘルスアウトカム評価—最終の評価—は、身体的、精神的な健康状態、QOL、集団内の健康に関する公正を改善することに関する介入の最終段階のアウトカムに言及している。これらの最終のアウトカムの定義は、リスクの決定因の変化（中間のヘルスアウトカム）と最終のヘルスアウトカムとの理論的に予測された関係に基づくであろう。

図1は、これらの評価の段階が優先問題と解決について再定義することを導いている。だから、計画と評価のサイクルの概念なのである。

表2は、ヘルスプロモーション・プログラムの計画、実施、評価

を支援するための理論の課題と可能性を要約している。

## 1.3　単一理論あるいは複合理論

理論はすべての環境のすべての問題に適応できるような一連の固定的な意見ではない。

ヘルスプロモーションに関して使いつづけられているいくつかの理論は、広範囲に洗練され、経験という知識の中で開発されつづけられている。理論の範囲と焦点は、またこの20年のあいだで、個人の行動に集中することから、健康に影響する複雑な要因の織物の部分として個人の行動を見ることに関心を示すことに拡大された。

現代のヘルスプロモーションは、いくつかの異なるレベルで運営されている。

個人
コミュニティ
組織
公共政策と実践

的確なアプローチの選択は、問題の性質と決定因そして活動のための機会によって加減されている。

複雑なレベルで運営されているプログラム、それはヘルスプロモーションに関するオタワ憲章で述べられている戦略のコンビネーションを引き出したものであるが、集団の健康問題の決定因のすべての範囲に取り組みそうだ。そうすることによって大きな効果を生み

出すのである。

　例えば、予防接種の摂取量の改善プログラムは、教育を組み合わせれば一般的に一層の効果がある。例えば、子どもたちにそれを与えることを両親に知らせ動機付けることによって、予防接種の安全と便利についての認識を変えることについてコミュニティでの討論を促すことによって、通知システムを改善するための組織的な実践によって、一層便利なクリニックを準備することによって、そして両親と医者のための経済的な動機によって。

　ヘルスプロモーション実践を支配する理論はひとつではない。(なぜなら)、健康問題とそれらの決定因の範囲は決まっていないし、集団と場所は多様であるし、実践家のあいだでの有効な資源やスキルは異なるからである。

　介入のレベル（個人、集団、あるいは組織）や変化の目標（単一行動、one-off行動、複雑行動；組織の変化、政策の変化）に依存しているので、異なる理論は大いに関連しているし、良くフィットするであろう。

　このモノグラフで提出されている理論あるいはモデルは、すべての問題に答えられるものではない。多くは、熟考されたプログラムの複雑な反応レベルに釣り合うように提出された一つの理論以上のものを引き出すことによって利益を得ているのである。

　異なる理論とモデルは、有用で適切であることがすぐに理解されなければならない。そして、幅広い実際の生活状況に適用されなければならない。

　「実際的な理論などない」と言うことをつねに気づかされるが、

われわれの多くは複雑な環境の中で効果的な介入を開発するために、必要なガイダンスを与えるような介入理論の疑わしさにも気づいている。

Karen Glanzは、理論あるいは理論の組み合わせと取り組もうとしている問題とのあいだの良い関係をいかに判断するかといったことについて常識的な要約を提案している。

・論理；

・毎日の観察の一致；

・読み聞いたことのある、以前成功したプログラムの例を使うこと

・この領域あるいは関連した領域の過去の研究によって支援されるようなもの

理論はそれ自体では効果的なプログラムを保証しない。計画、実施そして評価の中で理論を使うことが成功の機会を高めるのである。実践家の偉大な挑戦の一つは、関心のある問題とプログラムあるいは介入の効果を改善する確立された理論とモデルをいかにフィットさせるかについて明らかにすることである。

このモノグラフは、この挑戦に直面したあなたを支えることでしょう。

（訳：島内憲夫）

推薦図書

Glanz K, Lewis FM, Rimer BK. Health Behaviour and Health Education: Theory, Research and Practice. San Francisco, CA.: Jossey-

Bass, 1997.

Green LW, Kreuter MW. Health Promotion Planning: An Educational and Environmental Approach. Mountain View, CA.: mayfield, 1991

Hawe P, Degeling D, Hall J. Evaluating Health Promotion: A health workers guide. Sydney: Maclennan and Petty, 1990.

Coppel S, King L, Stoker L, Noort M, Gal S.: Program Management Guidelines for Health Promotion. Sydney: NSW Health Department, 1994.

## 2．個人の特徴に焦点をおいて保健行動とその変容を説明する理論

　現代のヘルスプロモーションの主要なルーツ（始祖）の1つは、保健行動の変容を目的とした健康心理学の応用に見いだすことができる。その証拠に、健康心理学の分野は驚異的に発達し、行動医学の概念が進化した。この学問分野はアメリカに巨大な影響を与えた。というのもアメリカでは数十年にわたり心理学やハイブリッド（混成の）社会心理学から進化させた学説やモデルを発展させたり応用させることで、保健行動を説明したり予測したり変容させようと努力してきたからである。

### 2.1　保健信念モデル

　保健信念モデルは健康に関する信念をよりよく理解することで、保健行動を説明することを意図しデザインされた最も古い理論モデルの1つである。もともとは、なぜ個人が健康診断や予防接種プログラムのような公的な健康プログラムに参加するのかを説明するために使われたが、その後他のタイプの保健行動への応用を目的としたものに改善された。このモデルの核心で、個人が与えられた健康問題に関連する行動をとるかどうかは4つの異なるタイプの信念間の相互作用によると提唱している。図2はモデルの異なる要素の要約である。個人は自分がその状況や「問題に陥りやすく、しかもそれが潜在的に容易ならぬ結果を招くと認識するなら健康を守りつくる行動をとる」とモデルは提唱している。問題への陥り易さを軽減

### 図2 保健信念モデルの主要な要素

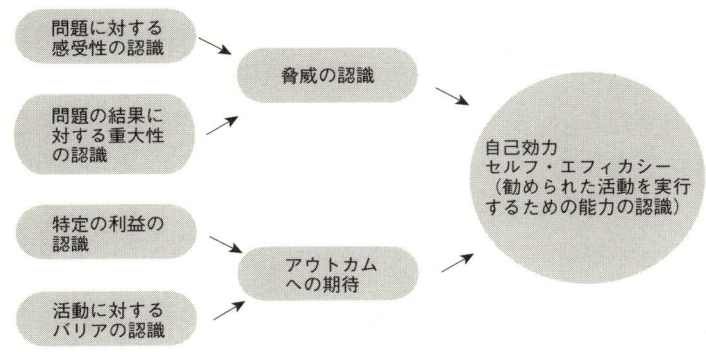

したり、結果を最小限にとどめる一連の行動が可能であり、行動を起こすことに伴うコストや障害よりも重要であると信じられている。のちに改訂版では重要な修正要素、とくに個人の性格や社会環境、さらにメディアの宣伝や個人的な経験のように、行動へ直接の指示となるインパクトについて認めている。この分析にセルフエフィカシーという概念—ある人が適正な行動をとる能力があるという概念—が行動変容を予測するにあたり、モデルの強度に影響するさらなる要素として加えられた。たとえば、HIV感染リスクを最小限にする行動をとらせることを目的としたHIV感染予防にこのモデルを取り入れるとしたら、個人は以下のことをする必要がある。

1. 自分がHIV感染のリスクがあると信じる。
2. 感染の結果は容易ならない事態であると信じる
3. 反応のきっかけとなる行動を起こすための支援的な合図をうける（例：メディアの宣伝）
4. リスクを最小限にする行動を実践すれば（安全なセックスや

禁欲）が感染リスクを大きく減らすと信じる。
5. リスクを減らすための行動で得られる利益は、楽しみがへることや、パートナーやコミュニティの否定的な反応といった、潜在的な障害や出費より重要であると信じる。
6. 安全なセックスを続けたり維持したりするような効果的な行為を身につける能力を信じる。

いつも意識的に行われるのではないにしろ、初期のHIV-AIDS予防に関する公的な教育キャンペーンは、このアプローチに準じており、まずリスクのある人に対してAIDSの致命的な本質を強調した。のちに、AIDSが流行したとき、公的な教育キャンペーンは、感染のリスクを最小限にし、人びとに自信をもってコンドームを使用してもらうよう安全なセックス（とくにコンドームの使用）の効果に焦点をあてた。1974年の保健信念モデルを使用した介入の成果を示したレビュー（批評）は、なぜ個人が異なった保健行動をとる（とらない）のかを予測する上でのモデルの有用性を裏付ける説得力のある証拠を示している。この刊行から20年で、モデルは、予防的な保健行動やヘルスケア奨励が受け入れられるよう行う健康教育プログラムの計画におけるツール（道具）として広く受け入れられた。保健行動信念モデルは予防接種や健康診断の受診といった伝統的予防的な保健行動に応用されると最も有効であるが、アルコールやタバコの摂取といった長期的で複雑で社会的に決定されるような行動についてはあまり有用ではないということがいわれている。

モデルの中でもっとも重要な要素は、行動を成功させるのに障害になると認知されているものたちである。感受性や認知される利益

も重要である。

1994年のモデルのレビューの中で、著者は保健行動を予測したり説明するにあたっての保健信念モデルの限界について述べている。保健信念モデルは社会心理学的モデルである。個人の行動や態度だけで、個人の保健行動の相違を説明するには限界がある。他にも保健行動に影響する力があるのは明らかである。

これら「他の力」とは、モデルの基盤となる行動に対して明らかな障害となる社会的、経済的、環境的状況をいう。たとえば、ヘルスケア・サービスと資源について、両方または片方へのアクセスが悪いとすれば、効果的な保健行動を著しく妨げるだけでなく、モデルに不可欠な障害や利益についての個人の考えにまで影響を与えるのである。

HIV-AIDSの公的な教育プログラムの例に帰れば、保健概念モデルにおける限界のいくつかが明らかになる。STDサービスにアクセスできないこと、コンドームのコストやそれが入手可能かということ、特定のグループ（コマーシャル・セックスワーカーなど）が顧客を維持するために危険なセックスをすること、などは感染のリスクを軽減するとわかっている行動をとらせるのに妨げとなる。影響を持つ個人の行動や信念は広い見方をしなくてはならない。

コメント

モデルの優れた活用法は、個人の健康についての信念や、健康を守ったり、よくするための行動の相対的コストや利益についての信念の重要性を説明するという比較的シンプルな方法につきる。20

年にわたる研究が示している方向は、健康状態の改善に寄与する保健行動の変容を導くための信念の変化の促進である。

考えや概念における変化はつねに包括的ヘルスプロモーション・プログラムの一部であり、保健信念モデルは知識を豊かにし、信念を変化させるメッセージ、とくに出版メディアにおいて使用するメッセージを発達させるにあたっての判断基準を提供した。

## 2.2 理由付けされた行動と計画された行動の理論

理由付けされた行動の理論は、自発的にコントロールされた人の行動を説明するために、Ajzenによって開発された。理論の基盤となる仮説は、人びとはふつう道理をわきまえており、よく説明された状況下における判断を予測することは可能である、というものである。モデルは、(人が行動をとる理由は) 行動への意欲 (Behavioural intention) が直接の要因で、その他の影響要因は行動意欲と折り合いをつけられているという仮説の上に成り立っている。

図3は行動への意欲が、行動への態度や個人の規範にどのような影響を受けるかを示している。このケースにおいては態度というのは、ある特定の行動をとると望む結果がえられ、その結果が健康に利益をもたらす (保健信念モデルの利益と障害ににている) という信念に基づいている。このケースにおける個人の規範は、ある人がとるべき行動を他者がどう考えるか (規範的信念) についての個人の信念や、他者の意見にどれくらい従うかという個人の動機付けに関連する。これら社会的影響の強さは、人が特定のグループから社会的に認められたいと願っているのかといった価値の程度によって

2. 個人の特徴に焦点をおいて保健行動とその変容を説明する理論 31

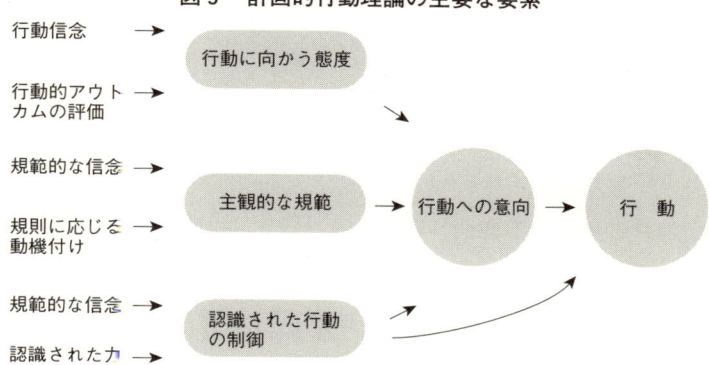

図3 計画的行動理論の主要な要素

様ざまである。だからたとえば、ある人がタバコをすうとして、「ほとんどの人は喫煙しないし、大切な友人や同僚はやめてほしいのだ」と考えるなら、その人は、禁煙に有利な規範があると考慮するであろう。

行動への意欲は、個人の態度と規範の両者によって決定される。簡単にいうと、ある人が、ある行動が、健康に有害であると信じ、社会的にもその行動が好ましいのでそうしないと社会的に圧力を感じるなら、大方その行動を受け入れたり、続けたり、改めたりすると、理論は予測している。理論によれば、これらの信念や社会的圧力が十分強いものであれば、行動への意欲は行動へと変化する。

AjzenとFishbeinは、最もパワフルに行動への姿勢を予測しうるのは、行動の短期結果であり、個人の規範は重要な他者によって最も影響をうけると方向づけることでこの分析を進めている。これら重要な他者とはたとえば大切な仲間だとか、メディアの名士、役割モデルとなるスポーツのスター選手などである。Ajzenらは行動意

欲の第3の影響要因として、行動制御意識を加えて理論を発展させた。ある人が自分は行動をよく制御できると感じ—セルフ・エフィカシー（自己効力感）と大変類似する概念—を持てば行動意欲は明らかに大きくなると理解している。この調整の中でAjzenは、望むやり方で行動する能力を形づくるには、直接作用する個人の制御能力の他にも多くの要素があるといっている。結果として、Ajzenは計画された行動の学説と名称を変えることを提案した。この学説は、プログラムの展開に先立ち、対象グループからどんな情報を収集する必要があるかを考えるときに役立つであろう。理論は、その問題についてのグループがどんな信念をもち、その信念や彼らの行動に影響するのがだれで、健康を促進する行動に障害になると彼ら自身が思っているのはなにかについて理解する必要があると強調している。たとえば、最近引っ越してきた移民コミュニティの糖尿病プログラムを展開するなら、彼ら自身が糖尿病の原因を何と考えていて、リスクを展開するなら、彼ら自身が糖尿病の原因を何と考えていて、リスクを減らすために自信をもって行えるのはどんな行動かということである。糖尿病のリスクを減らす行動をとるという決断をさせるような、重要な影響力を持つのはだれかをつきとめるのも重要である。プログラムが食のパターンを変えようというものなら、それは世帯の最年長の女性かもしれないし、家族の食事に最も影響力のある長男かもしれない。AjzenとFishbeinのオリジナルモデルは80年代の若年層の喫煙軽減プログラムに広く応用された。これらのプログラムでは、肺がんや心疾患といった長期的問題よりも、見た目やコストといった短期的な問題を強調する方がよいこと

がわかっていた。このようなプログラムは喫煙における重要な影響力を持つ他人の役割に注目し、仲間のリーダーを禁煙教育に起用したり、若者に知られた役割モデルを起用した。プログラムの成果は期待したより小さく、理論の修正が行われた。

コメント

　実際にモデルを応用することで、介入のターゲットとなるであろう保健行動に影響する要因を同定する上でのモデルの有用性が示された。過去の理由付け行動 Reasoned Action 説に基づいたプログラムの失敗は、ヘルスプロモーション介入を成功させる保健行動の変容を予測するモデルの解釈の難しさを強調しただけでなく、複雑なモデルにおいて、1つあるいはいくつかの要因を選んで焦点を当てることの危険をも示した。モデルは、ある介入においてすべての要因が考慮されてはじめて最もうまく応用できるのである。保健信念モデルを使って、理由付け活動理論は、行動に影響する鍵（キー）要因についての重要な洞察を提供し、社会規範と認められているものや、保健行動を形づくる上での短期の結果を理解することの重要性を示した。

推薦図書

　Ajzen I, Fishbein M. Understanding Attitudes and Predicting Social behaviour. Englewood Cliffs, NJ: Prentice-Hall, 1980.

　Ajzen I. The Theory of Planned behaviour. Organizational Behaviour and Human Decision process. 1991; 50: 179-211.

Montano, DE, Kasprzyk D, Taplin SH. The Theory of Resoned Action and Theory of Planned Behaviour. In Glanz K et al. Health Behaviour and Health Education: Theory, Research and Practice. San Francisco, CA: Jossey-Bass, 1997.

## 2.3 段階的行動変容モデル

このモデルはProchaskaとDiClamenteにより、行動変容過程によくみられる異なった段階を説明するために開発された。モデルは、異なる変容段階と、関連した変容の過程を2次元的に述べている。モデルは「行動変容は事象ではなくプロセスであり、個人は動機や準備状態において様ざまなレベルにある」という前提に基づいている。行動変容の5つの基本的段階が同定された。

- 予期前：行動変容を考えていないか、行動変容を望んでいない段階
- 予期：ある特定の行動へと行動変容を考えている段階
- 決断または準備：行動変容について真剣に約束する段階
- 実行：行動変容が行われようとする段階
- 持続：変容を持続し予測可能な健康への利益を達成する段階
    あともどりも第5段階であろう。

嗜癖を生じるような行動においては、それをやめるという第6段階があるかもしれない。この段階は、ある習慣（喫煙のような）が、はじめから身につけたことなどないかのように、心惹かれず、変容した行動について高いセルフエフィカシー（自己効力感）を有している状態である。

早さには個人差があったり、途中で挫折する者がいたりするものの、人はこれらの段階を経ながら、予測可能な方法で変化していくようである。人はどこからでも出入りができるので、モデルは直線というより、円である。自己教示（self-initiate）が変化したり、健康の専門家からのアドバイスや健康キャンペーンに反応する人に等しく応用できる。また、このモデルは個人レベルにも、プログラムレベルにも応用できる。たとえば、内科医（general practitioner）のようなヘルス・プラクティッショナー（health practitioner）には、患者へ与えるアドバイスを考えるのに有用な方法を提供し、そのアドバイスが受け入れられなかったときのフラストレーションも軽減する。モデルは患者が変容を望むのなら、基礎となる方法を提供し、変容への障害を同定するのを助け、あともどりはいかなる変化過程においてもよくある問題と解釈する。（表3）

　プログラムの計画という観点からみれば、モデルは異なる変容の過程がいかに影響力を持ち、どのようにプログラムや行動が段階づけられるかを方向付ける上で実用的である。Prochaskaらは段階から段階への変容を一貫して支援する上で実用的な、変容の過程について明らかにした。これらの異なる変容の過程は多かれすくなかれ、変容の異なる段階に応用できる。モデルは、行動変容の段階と特定の過程をマッチングすることで、異なるニーズや環境の人びとにどのように介入するかを特定する。変容モデルのそれぞれの段階は、ターゲットとなる集団の特徴を調査する必要性（すべての人が同じ段階にあるわけではないということ）や、今後遭遇する様ざまな段階に取り組むために、その都度介入を準備する必要性などにつ

**表3 患者の体重抑制を奨励する内科医による段階的行動変容モデルの活用**

| 変化の段階 | 問題 | 内科医の行動 |
|---|---|---|
| 前予期 | 増加に気づく | 肥満に関連した健康問題について患者と話し合う |
| 予期 | 変化による利益を認識する | 変化による潜在的な利益について患者と話し合う |
| 決断または準備 | 障害を明らかにする | 患者が直面するであろう障害と対処法について患者と話し合う |
| 行動 | 変化のプログラム | 患者とモニターと共に減量とエクササイズの計画を実行する |
| 持続 | フォローアップ | 定期的なフォローアップを行い見通しや後戻りについて話し合う |

いて重要な助言を与えてくれる。

コメント

　ヘルスプロモーションにおいて変容の過程に焦点を当てることの明らかな利点のほかに、このモデルが、いかなる集団にも介入の様ざまなニーズがあり、異なる集団ではニーズも変化することを強調している点が重要である。モデルはすべてに等しく使える介入を押しつけるのではなく、本当のニーズや個人の状況にあったプログラムをオーダーメイドすることの重要性を説いている。

　段階的行動変容モデルがヘルスプロモーション実践を導く補完学説のための傘として提唱されたにもかかわらず、行動心理学におけ

る強いルーツをそれぞれの、主に臨床における応用はこの評価をいくぶん楽観的なものにした。おそらくそれは、個人またはグループのヘルスプロモーションのニーズを、明らかにするための1つのアプローチと考えるのがいちばんよいのかもしれない。

推薦図書

Prochaska JO, DiClimente CC. The transtheoretical approach: Crossing traditional boundaries of therapy. Homewood Ill: Dow Jones Irwin, 1984.

Prochaska JO, Redding CA, Evers KE. The transtheoretical model and stages of change. In: Glanz K et al. Health Behaviour and Health Education: Theory, Research and Practice. San Francisco, CA: Jossey-Bass, 1997.

Prochaska JO et al. Stages of Change and Decisional Balance for Twelve Problem Behaviours. Health Psychology 1994; 13: 39-51.

## 2.4　社会的学習理論

社会的学習理論は、ヘルスプロモーションに応用できる最も完全な学説であると広く考えられている。というのも、保健行動を決定する要因と変化を促す方法の両者について述べているからである。社会的学習理論は過去50年にわたり、何人もの研究者の考えをもとに発展したが、ヘルスプロモーションへの応用という点で最も影響を与えた著者はAlbert Banduraである。理論の主な要素はイタリック体（ゴチック）で示した。より完全で詳しい説明については文献を参照されたい。

社会的学習理論は個人と環境のあいだで起こる相互作用（インタラクション）の理解のもとに成り立っている。初期の心理社会研究は、特定のやり方で行動すれば多かれ少なかれいいことがあるとすることで、環境が行動を形づくるというやり方に焦点を当てる傾向があった。例えば、ある職場で喫煙場所を決める規則がなければ、喫煙しやすいし、規則があれば喫煙しにくく、多くの人はタバコを減らすので、このような環境は禁煙を支援するものだとわかる。

社会的学習理論は人とその環境の関係は捉えにくく複雑だと表明している。例えば、多くの人がタバコを吸わず、自分たちが喫煙を制限したいという欲求を確信している環境なら、規則などなくとも、タバコを吸うことは後ろめたい行為となる。それにより、喫煙者は喫煙という行動を修正しようとするかもしれない。このケースにおいては、非喫煙者は社会的影響というもので、喫煙者の環境（**状況**）の認識に影響したのである。

Banduraはこの法則を**相互決定論 reciprocal determinism**と呼んだ。この法則は行動と環境が継続的に作用しあい、影響しあう様子を説明している。この相互作用の理解によって、例えば社会規範の修正方法が行動に影響を及ぼし、そして行動がヘルスプロモーション介入を通じてどのように修正されるのかについての重要な洞察を提供することができる。例えば、喫煙に関する社会規範の修正は、成人における禁煙を促進する最もパワフルな方法の1つである。

Banduraは、行動と環境の関係の基本的な理解だけでなく、特定の行動を観察し、環境によって影響されたり影響したりする一連の個人の認知的要因があるとした。これら個人の認知には重要なもの

が3つある。

 1番目は他者の行動と異なる行動パターンから得られる利益を学ぶ能力である（**観察学習 observational learning**）。たとえば、若い女性の中には、洗練され魅力的だと考える人（**役割モデル**）が喫煙すると、自分もそれに従う人がいるかもしれない。彼らが喫煙に関連する報酬—性的魅力、望ましい自分のイメージのようなものに価値を置くなら、喫煙する可能性は高い。彼らの喫煙に関する**期待 expectancies**は肯定的だからである。このように理解すると、仲間の影響や保健行動における社会規範を考慮し、社会規範に影響する役割モデルを起用することの重要性がわかる。

 2番目は、異なる行動パターンの結果を予想し、価値を置く能力（**予測 expectations**）。例えば、喫煙が減量を助けると信じていて、かつ減量を願っているのなら、喫煙を始めたり、継続したりするかもしれない。このように理解すると、異なる行動についての個人の信念や動機を理解することの重要性と行動の短期間で具体的な利益や悪い効果を強調する必要性がわかる。例えば、若者は肺がんや心疾患などの長期的脅威より、口臭や衣服のにおいなど喫煙の短期的効果に反応することが示されている。

 第3に、Banduraは、行動を成功させる能力への信頼（**セルフエフィカシー：自己効力感 self-efficacy**）の重要性を強調している。セルフエフィカシーは行動変容における最も重要な必須条件とされ、どれくらい努力するかや、成果に影響する。セルフエフィカシーの促進は行動変容の達成において重要で、Banduraは観察学習と参加型学習（例：指導のもとの実行と繰り返し）は行動変容（**行動**

**能力 behavioural capability**）に必要な知識と技術を育て自信とセルフエフィカシーを形成するパワフルなツール（道具）だとしている。

　行動と環境のインターラクションの例として、これら個人の性格、行動、環境の関係は相互的なもので、流動的である。例えば、喫煙を辞めた若い女性は、禁煙場所や同僚がだれも喫煙しない場所でタバコを慎む能力については自信を持っているが、ヘビースモーカーの友人と外出するときはそれほど自信を持てないかもしれない。このように、セルフエフィカシーは行動と状況（環境）の両者によって決まる。

　個人、その行動、環境の力動と反復性をきちんと認めれば、行動のみを社会環境から切り離して焦点を当ててしまうこともなくなる。人の特性を理解することは、観察学習、結果予測、セルフエフィカシーに影響する知識、理解、信念、技術を改める教育的介入の構築に役立つ。このような介入は望んだやり方で行動するための個人の能力を促進するためのものである。異なる行動を行う、あるいは行わない動機を提供する、身体的、社会的環境について理解することで、健康的な行動を支援する環境を修正するような介入を構築する方法や、変化の機会を提供する方法が指し示される。人や環境に関連する重要な要因が、行動に多様な変化をもたらすという認識によって、介入の開発への一層の拍車がかかっている。

コメント

　全体的にみれば、社会的学習理論は、個人が健康をつくる行動を

起こすのに必要な知識や技術を高めるアプローチへの洞察を与えるものである。また、社会規範ときっかけの重要性と、保健行動における環境の影響から明らかにし、これらの影響をどのように修正するかについて、実際的な方向を示している。このような考えから、理論は、モノグラフのセクションと地域の流動性、組織的変化、政策展開に続くセクションとの重要な架け橋となっている。

　以前はあまり明らかでなかったヘルス・プラクティショナー（health practitioner）の介入者としての役割もほのめかしている。ヘルスワーカーは「社会環境の修正をとおして変化を促し、個人が自分の健康を促進できるよう個人の能力を開発する、変化の担い手」になる。

　また、モデルは、ヘルスプロモーションが働きかけるレベルや層についての理解を助けている。例えば、喫煙を開始する若い女性の数を減らしたいなら、喫煙の長期的な結果と同様、ボディ・イメージのモデルについて触れることも重要かもしれない。

　驚くほどのことではないが、過去10年間のヘルスプロモーションに関する文献を振り返ると、教育プログラムと社会・身体的環境を取り入れたヘルスプロモーションの介入の多くが社会的学習理論に基づいている。この継続的な「フィールドテスト」は、実践ガイドにおけるこの理論の有用性への信頼度を高めている。

推薦図書

　Bandura A. Social Foundations of Thought and Action: A Social Cognitive Theory. Englewood Cliffs, NJ: Prentice Hall, 1986.

Bandura A. Self-Efficacy in Changing Societies. New York: Cambridge University Press, 1995.

Baranowski T, Perry CL, Parcel G. How Individuals, Environments and Health Behaviour Interact. In: Glanz K et al. Health Behaviour and Health Education: Theory, Research and Practice. San Francisco, CA: Jossey-Bass. 1997.

## 2.5 要約

個人に焦点を置いた保健行動と保健行動変容を説明する主要理論の概観は、ヘルスプロモーション・プログラムの主要な要素に関する重要なガイダンスとなっている。

- 健康についての**知識と信念**の重要性。この章で紹介されたすべての理論とモデルが、健康教育のための中心的な役割をほのめかしている。そして、健康についての個人の知識について言及している。また、個人に直接関係するような個人的な健康情報の重要性と短期間での行動の結果を強調している。
- **セルフエフィカシー**の重要性：行動をとる個人の能力を信じる。セルフエフィカシーと関係する個人のスキルと自信は、観察、実践の監督と反復のような手法を通して提案された各モデルが成功するためのよりどころとなっている。
- 個人の価値に関する**社会的規範と社会的影響**の重要性は、異なる社会集団での社会的証明あるいは承認に置かれている。社会的役割モデルの影響性は、家庭や同年齢集団において強調されている。

- 集団内で個人を認識することの重要性は、おそらく**異なる変化の段階**かも知れない。
- 不十分な心理社会理論の弱点は、サービスと資源への不十分なアクセスを形づくる**社会的、経済的、そして環境的状態**によって説明されている。
- プログラムの主要な要素としての**環境、あるいは環境の認識**を形づくること、あるいは変化させることの重要性。

(訳:長松康子)

## 3．コミュニティの変化と健康のためのコミュニティ活動を説明するための理論

　個人個人の行動の変化に関係する研究から、健康に影響する要因のうちの多くが人びとが生きているコミュニティや、すぐ近くの社会環境の中で見つけることができることが明らかになった。今までには、コミュニティが健康に積極的に影響する方法（習慣ややり方）を理解するために開発された多くの理論やモデルが存在した。このセクションでは、ヘルスプロモーション実践に影響を及ぼしてきた2つのアプローチ、すなわちコミュニティ動員とイノベーション理論について考えてみよう。

### 3.1　地域社会動員

　保健行動研究は、前のセクションで個人の健康リスクを緩和するための個々の能力に焦点をあてている。しかしながら、同じように大切なことは、個人の健康に影響を及ぼしている問題に集団で行動をするための個々の能力と彼等が属しているコミュニティの健康である。

　Banduraの研究は個人とその特徴そしてヘルスプロモーションの幅広い社会的、環境的な文脈（背景）のあいだにある重要なつながりを備えている。ヘルスプロモーションは公衆衛生に強固な基盤をもち、本質的に集団の健康の改善に向けられたもので、単に個人の健康に向けられたものではない。コミュニティの構造、社会組織そ

して人びとが暮らしている異なる組織化された場（settings）を理解することは不可欠であり、そしてそれにどのようにそれらの構造や組織が健康のために動員されうるかについての理解である。

コミュニティのレベルでは、コミュニティの組織化のためのいくつかの戦略が何年にもわたって開発されてきた。ヘルスプロモーションの中の異なるアプローチを説明するための最も広く承認された類型学が、3つの実践モデル、すなわちコミュニティ・ディベロプメント（地域開発）、社会計画、そしてソーシャルアクションを区別したRothwellによって提案されている。

コミュニティ・ディベロプメント（地域開発）は、住民参加とオーナーシップ問題を強調している。地域社会動員へのこのアプローチは、強いプロセス志向である。コンセンサスや協力に焦点をあてること、そしてコミュニティの問題を明らかにし解決するためにコミュニティの能力を築くことである。このモデルの中では、専門家の役割は指導者というよりは変化のきっかけを与えてくれる人（触発者）そして促進者（ファシリテーター）のようなものである。

対照的に社会計画は、より課題志向で専門家主導である。社会計画は、問題の定義に対する合理的経験的アプローチに基づくものである。それは、問題の開発に関する専門的立案者を含むものである。このモデルの中で実行する人の役割は、事実を集約する人であり、問題の疫学的分析、そしてしっかりと組織化されたもの、専門的に決定され、計画されたプログラムを反映するものである。実際、社会計画家（者）は問題を明らかにし、解決法をみつけるために地域社会と共に協力することを開発している。

3つ目のモデルであるソーシャル・アクションはヘルスプロモーションという現代の概念によく合うものである。それは、地域社会の能力を築く過程への関心と、もっと恵まれない境遇の地域社会の中での確実な変化の達成によって特徴づけられる。そのような変化を達成するには、必然的に権力関係や資源のシフトをも含むことになる。そのようなモデルの中での実行する人の役割は、恵まれない境遇のグループに代わって唱道する人であり、調停する人になることである。

それらのモデルを提案する中で、Rothmanは、どのモデルも互いに排他的なものはなく、むしろ地域社会動員の努力は、3つの分類の1つあるいは他へと向かおうとするだろうということを明らかにしている。地域開発という専門用語の使い方は批判されてきた。なぜなら、それは地域社会の組織化というこのモデルが、地理的に限定された地域社会だけに適用されるということに合意しているからである。もう一つのそしてより一般的に使われる専門用語はコミュニティ・ディベロプメントである。

Meredith Minklerは、ヘルスプロモーションへのそれらのモデルの適用についてわれわれの理解力に多大なる寄与をした。彼女は健康のための地域社会の組織化について極めて重要な要素を明らかにしている。それには地域社会の能力（効果的な問題解決に努めることができるための必要な技術とリーダーシップをもっていること）を促進する主要な目標、参加の重要性、そして「人びとがどこを目指しているのかというところからスタートすること」、そして地域社会のあいだでの批判的な意識の創造を含めたものである。

この後者の要素は、Paul Friereの論文と活動の中でしっかりと描写されている。彼は、無学で恵まれない人びとの問題として横たわっている政治的・社会的構造や実践を適切に理解するためや、批判的な意見に基づいた彼等の境遇を変えるための行動計画を開発するための援助をする方法を用いて彼等とともに活動した。この地域社会動員へのアプローチは、健康問題を解決することにうまく援用された。

　個々のケースの中で、それらの特徴はコミュニティに集中し問題の明確化、問題を解決するための計画と活動を展開すること、そして支持できる解決法を確かなものとするための構造の確立を強調している。単にイデオロギー的な理由を強調しているわけではない。地域社会の永年にわたる実地の経験は人びとがこの変化を起し、促進するような影響を受け入れるときに、変化というものはよりうまく成し遂げ維持することができそうである。

　地方のコミュニティが地方の健康問題を明らかにし活動を展開している多くの例がある。その問題はある特定の場所に関係づけることができる（例えば安全なコミュニティ・プロジェクト）、ある特有な住民グループ（例えば、土着住民、あるいは特定の少数民族集団）、あるいは特定の病気に焦点をあてたもの（例えば、人びとはエイズと共に生きている、または慢性の精神的病を持つ人びとの家族）である。オーストラリアでは、ゲイ団体の中でのHIVの蔓延を、最小限にするために立案されたいくつかのプログラムは、ゲイ団体での「地域社会」の意識や、さらに健康問題に取り組むため集団で行動することの彼らの技量や経験を加えた両方を利用している。

効果的な地域社会の動員は、長い期間を経て樹立されたものであり、高度な活動から低級な活動まであり、そして取り組んでいる問題によってアプローチのコンビネーションを使うことを認めることが重要である。

コメント

前項で述べた保健行動の理論とモデルと違って、地域社会の動員はそれ自体では、構造化された研究や包括的な理論的発達には役立たない。計画やコントロールすることは容易なことではない。ヘルスプロモーションの用語は上記に述べたような地域社会動員の主要な利益は健康の決定因子に取り組むことの中にあることを強調している。とくに社会活動モデルや地域参加の原理そして人びとが健康の決定因子についてコントロールを発揮することができるようにするという気持ちを築き上げる能力の基本的な知識、そして変化の努力を維持することの中にある。より基本的なレベルでは地域社会動員は、住民全体にわたって社会規範の変化を成し遂げることや健康に直接利益をもたらす構造（例えば、サービスの方法の向上、またはより安全な環境を創造することなど）と間接的には社会基準やソーシャルサポートを変えることによって、個人の行動やライフスタイルを変えていく構造である。そのような理由で、それはヘルスプロモーション用具箱の力強い構成要素である。

推薦図書

Bracht N, editor. Health Promotion at the Community Level. Newbury

Park, CA: Sage, 1990.

Minkler M, Wallerstein N. Improving Health through Community Organisation and Community Building. In: Glanz K et al. Health Behaviour and health Education: Theory Research and Practice. San Francisco, CA: Jossey-Bass, 1997.

Friere P. Education for Critical Consciousness. New York: Seabury, 1973.

Minkler M, Cox K. Creating Critical Consiousness in Health: Applications of Friere's Philosophy and Methods to the Health Care Setting. International Journal of Health Services 1980; 10: 311-322.

Rothman J, Tropman JE. Models of Community Organization and Macro Practice: Their mixing and phasing. In Cox FM, Erlich JL, Rothman J, Tropman JE, editors. Strategies of Community Organisation 4th edition. Itasca, Ⅲ: Peacock, 1987.

## 3.2 イノベーション理論の普及

地域社会の中での新しいアイディアを広める体系的な学問は、どのような新しい農業の科学技術が先進国や発展途上国両方に取り入れられたかの調査の中にその根源をもっている。その後の研究はその適用と新しいアイディア、家族、そして健康を含めた異なる領域での科学技術の紹介との関連性を調べた。健康革新に関しての普及のプロセスについて最も幅広く定評のある研究者のEverett Rogersは何百というケーススタディからの経験を総合し、イノベーション（革新）普及理論、そして幅広いあらゆる場でその適用を発展させた。

普及とは以下のように定義される。ソーシャルシステムのメンバーのあいだで徐々に確かなチャンネルを通じて展開されるコミュニケートによるイノベーションのプロセスである。イノベーションとは、以下のように定義される。個人によって新しいと感じられるアイディア、実践または目的である。

　このケースの中では、初めての使用または発見にかまわず1つのアイディアの新しさを**認める**ことを強調することが重要である。もし1つのアイディアが1人の個人にとって新しいものならばそれが**イノベーション**である。

　イノベーション理論の普及は、イノベーションが伝えられ採用された（あるいはされかかった）というプロセスの研究を通じて展開してきた。Rogersと同僚の研究では地域社会の中での採用された新しいアイディアの成功度とスピードに影響する5つの一般的な要素を明らかにしている。それらの要素を理解することはヘルスプロモーションのために普及理論を適用するために重要なことである。その要因は、

・可能性のある採用者の特徴
・採用者の割合
・ソーシャルシステムの本質
・イノベーションの特徴、そして
・変化する作用因の特徴

　いくつかの個人や地域社会のグループは他者より速く新しいアイ

ディアを習得しようとしがちである。ファッションに高い関心のある若者はコミュニティの多くの人びととよりも入手すること、新しいファッション、流行をやめることとの両方において速い。ミニスカート、フラットシューズ、フラフープ、ヨーヨーでいっぱいになったタンスを自分の目で見てみなさい。コミュニティの他の人びとはより変化を疑い、そして新奇をてらった思いつきになかなか応じない傾向にある。典型的に農場経営者らはイノベーションに応じるのに慎重である。

Rogersは異なった採用者を採用した時間にそって分類するシステムを採用している。人口の2―3％にあたる革新者らは最も新しいアイディアを採用するのが早い。しかしながら革新者らは気まぐれだと考えられ、そしてコミュニティの大多数の人びととからの信用が薄いであろう。人口の10―15％にあたる初期の採用者（新しがりや）は、コミュニティの中でより主流であろう。しかし、最も変化に対して従順であり、イノベーションを採用するための個人的、社会的あるいは金銭的なといったいくつかの手段をもっている。人口の30―35％にあたる初期の大多数の人びとは変化に対して従順であり、そしてイノベーションを採用することの利益を信じていた。人口の30―35％にあたる後期の大多数の人びとは、疑い深くそして利益が確実に立証されるときまで、新しいアイディアを採用するのを嫌がる。人口の10―20％にあたる取り残され組は、最も保守的にみられ、そして多くのケースにおいて新しいアイディアの導入への活動に反抗する。各グループの異なるパーセンテージで明らかになったように、Rogersは人口の中でのそれらの分布は、標準的な

確率分析の曲線にあたるということを提案した。

　この簡単な分類からどのような年齢が自由な収入を得、マスメディアに取り入れられるかを確かめることは可能である。それは、例えばマスメディアに取り上げられると、採用者の異なるタイプを定義したり、イノベーションの理解力の速さを左右するようなすべての重要な変数のことである。ともあれ、あなたが働いているコミュニティを知ること、そして新しいアイディアに対してのコミュニティの反応に何が影響しがちであるかを知ることは絶対必要である。

　Rogersは以下のこともまた提案した。採用者の累積的な数は図4でわかるようなS形の曲線を生むために時間にそって記入することができる。Rogersは強調した。種々のイノベーションは標的である人びとの大多数に紹介するためにそれぞれの期間が莫大にかかる。

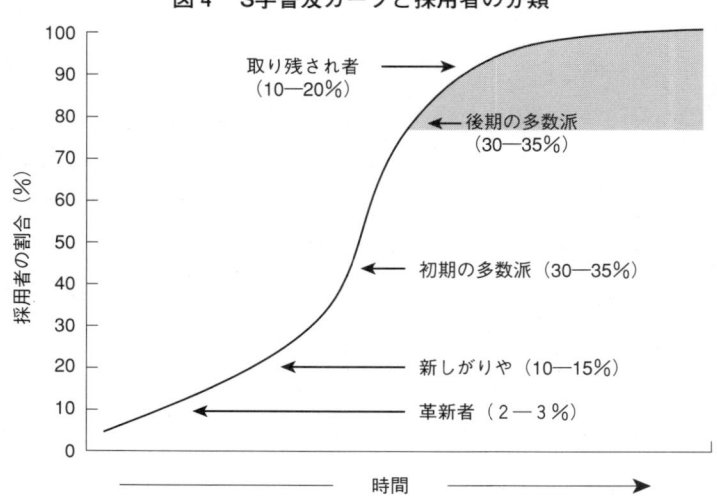

**図4　S字普及カーブと採用者の分類**

- 取り残され者（10—20%）
- 後期の多数派（30—35%）
- 初期の多数派（30—35%）
- 新しがりや（10—15%）
- 革新者（2—3%）

縦軸：採用者の割合（％）
横軸：時間

そしていくつかのケースではすべての人びとに達することは決してない。後期採用者と取り残され者に影響を及ぼすことの難しさは健康プログラムでの努力に報いることを減少させたり、プログラムの計画や評価を認められるためのニーズを減少させることの説明になる。

このモデルの調査から明らかになることは、採用のプロセスのスピードアップの方法を明らかにすることの重要性である。さまざまな社会システムの要因は、新しいアイディアの採用の割合に莫大な影響を及ぼす。多くの発展途上国の農村社会のような'伝統的'な地域は、いかなるイノベーションでも採用するのに通例より時間がかかる。それは1つにはイノベーションを彼らから取り上げることに、より一般的でないこと、そして1つには、彼らの文化は、変化を、より疑うような方向に発展させると考えられている。

他の社会集団では変化や、イノベーションはもっと一般的である。よく発達したコミュニケーション　システムをもつ社会の中においてはとくに一般的である。結果として、それらの集団はイノベーションを取り扱うことに対して、より経験があり、そして普及のプロセスをサポートする力が、より備わっているのである。

プログラムの分析は、成功した採用と矛盾なく結びつけられたイノベーションの特徴を一体化へと導くことになる。

・一般的に行われている社会経済的そして文化的な採用者の価値とその**適合性**（例えば食物は伝統的な食物の源に基づいている）。
・有用性、便利さ、そして威信と同じように**認められた費用効果**を含めた最近の実践に対するイノベーションの**相対的な利益**の

明瞭さ。
- イノベーションの**平易さと柔軟性**、簡単に行動できるものと異なった状況でも使えるものは、より普及しそうである。
  （例えば、新しい料理法を必要としないもの）
- **可塑性と採用の危険**を認めること。危険性が高いもしくは実践の中で不可塑性の変化を伴うもの、イノベーションは、あまり採用されないであろう（例えば、新しい調理道具は買う必要がない）。
- 変化をじっと見つめている他者が、イノベーションを採用した結果の**観察**（例えば、1つの改良された食事療法が1人の人間の生活にあたえる影響をみせる雑誌の中の多くの話）。

しかし、どのイノベーションにとっても、それらのすべての基準に合うことはまれである。それらの特徴の理解は、実践問題を明らかにするだけでなく、プログラムの発展をも助けるであろう。例えば、オーストラリアの人里離れた地域の中にあるアポリジニ集団の食事に影響を与えようと試みる中で、ダイエットのために必要な新鮮な食物を認めさせる。当然購入し、保管し、新鮮な食物を料理する方法、古い方法よりも多くの準備期間を必要とし、そして実在する食料消費量のパターンを大きく変化させることが必要であるということを認識させることである。

最後に、Rogersは全住民の中での変化や、採用を容易にする仲介者の重要性を見分けている。これはおそらくイノベーションを紹介するために、コミュニティで働く1人の独立した人間であり、変化を容易にするためのコミュニティの中に存在する人間であろう。こ

れと関連し、地域の人びとは他の採用者にとって理想的人物像として行動することができる。ふさわしい役割モデル、とくにコミュニティの指導者からの選考は、コミュニティの中での採用の割合を促進する助けになる。

この後者のポイントは、普及のプロセスというRogersの研究とイノベーションについて学ぶ中や、その採用の動機づけを供給する中での、社会的モデルの中心的役割を強調した社会変動理論とのアイディアの偶然の一致を説明している。

普及理論は、新しいアイディアをコミュニティの中に当てはめるだけでなく、組織化に関連して考慮されうるものである。これが健康を支える環境を創造することを考え、そしてプログラムの長期間の維持という両方においてヘルスプロモーションの文脈ではひじょうに重要である。前述したような同じ分析のタイプは組織化に応用されうる。例えば学校そしてヘルスケアの場でイノベーションに関する入門的な研究がなされた。

コメント

イノベーションの普及理論は、多種多様な場所そして多くの異なる目的のために試され、発展してきた。イノベーション普及理論は、どのように、なぜ住民は、組織的な研究の重要さを強調し、そして成功のチャンスを最大限にするために計画した新しいアイディアの紹介に応じたのかを分析するためのすばらしい診断の道具を供給している。社会的学習理論とのテーマの偶然の一致は、役割モデルの重要性と変化による社会の強化を一層強調している。

普及理論は以前より効果的であると明らかになっていたプロジェクトの採用を最大限にするために、もっぱらあてられた案内プログラムにおいてとくに重要であり、最高の実践を支持する批判的な目を兼ね備えた道具である。

しかし、とくに取り残された者の概念に関する理論については限界がある。それは、保守的な態度であることや、新しい行動を採用しないようにする変化への抵抗だけでなく、資源の不足または他の構造的な障害があるからであろう。限定された批判的でない採用が、残された20％の住民に変化することを試みることは、個人的な選択では必要ではないかという意味合いで、不平等を強いることになるかもしれない。

推薦図書

Rogers EM. Diffusion of Innovations, 3rd edition. New York Free Press, 1983.

Parcel GS, Perry CI, Taylor WC. Beyond Demonstration: Diffusion of Health Promotion Innovations. In: Bracht N, editor. Health Promotion at the Community Level. Newbury Park, CA: Sage, 1990.

Oldenburg B, Hardcastle DM, Kok G. Diffusion of Innovations. In: Glanz K et al. Health Behaviour and Health Education: Theory, Research and Practice. San Francisco, CA; Jossey-Bass, 1997.

### 3.3 要 約

住民の変化を成し遂げるための2つの影響を及ぼすアプローチの

3. コミュニティの変化と健康のためのコミュニティ活動を説明するための理論　57

概観は、現在の実践を特徴づけるヘルスプロモーションにおける研究方法の範囲を明らかにしている。それらの範囲は、コミュニティをつくる能力が強く基盤になっており、そして健康改善を成し遂げるための必要不可欠な要素をコントロールすることである。それらは、健康のゴールへ直接向け、そしてコミュニティの中で前もって示されたアイディアの普及の促進をいかにするかの洗練された理解の利用を通してなりたっている。それらのアプローチひとつひとつが位置づけされ、発展しているプログラムの中の背景（人びと、場所、時間）に位置づけられなければならない。

・いくつかの鍵となる理論がこの概観から抜粋できる。コミュニティ活動の中心は社会的・経済的そして環境的な健康の決定因子に取り組むことの利益を明白にすること。直接的には健康に影響する社会的そして環境的状態の変化を成し遂げることによって、そして間接的には、行動そして健康的なライフスタイルに影響する、集団全体の社会的規範の変化を成し遂げることによってである。

・健康のための個人的なスキルは個々の行動を修正するために行動をとることが必要だけでなく、健康を改善するために他者と集団的に活動するための能力も必要である。

・コミュニティを通しての新しいアイディアと実践の普及は偶然に起こるものではないし、コミュニティの中の効果的な仲介者の変更によってかなり影響されうる。効果的なマスコミそして役割モデルになることの重要性はこのプロセスにおいて強調されている。

・健康の不公平を減少させることは、最も不利益をこうむっているコミュニティの各部門の能力を築きあげる中で、新たな資源を投

入することになろう。

(訳:島内直子)

## 4. 行動変容をもたらすコミュニケーションを導くモデル

　前章において概説したとおり、効果的なヘルスプロモーション戦略の開発には、個人とコミュニティの両者が問題に取り組むということが含まれている。このことは、なぜその問題が重要なのか、どのようにその問題に取り組むかということを、より広いコミュニティ・レベルで理解するということを意味することはもちろん、問題そのものや、その問題に取り組む技術に関して人びとがどんな信念を持ち、どんな知識を持っているかを理解するこということも意味している。

　ヘルスプロモーション従事者と、その従事者に影響を及ぼされようとしている人とのあいだの明確なコミュニケーションというものは本質的な問題である。このコミュニケーションというものは、個人レベルに存在し得るし、マス・コミュニケーション戦略の開発を通して存在し得るものでもある。このコミュニケーション戦略についての最良の実施方法となるであろういくつかのモデルをここで取り上げることにする。それらのうちで2つあるコミュニケーション行動変容モデル Communication-behaviour change model とソーシャル・マーケティング・モデル Social marketing model を以下の通り概説する。

### 4.1　コミュニケーション－行動変容モデル

　コミュニケーション－行動変容モデルは、パブリック・エデュケ

ーション・キャンペーンをデザインし、指導するためにMcGuireによって開発されたものである。このモデルはコミュニケーションのインプットとアウトプットに基づいており、前述したいくつかのモデルと似た方法で、態度、行動に影響するようデザインされているため、ここに述べた。

McGuireが述べる5つのコミュニケーション・インプットは以下の通りである。

**発信源**：Source：個人、グループ、または組織。メッセージはそれらから発信されることにより認識される。発信源はメッセージの信頼性、明瞭性、適格性に影響を及ぼす。

**メッセージ** Message：何を言うか、どのように言うかということ。メッセージの内容と形態は、視聴者の反応に影響を及ぼすことが可能である。例えば同じメッセージを伝達するのに、恐さを使うのとユーモアを使うのとでは、様ざまな標的視聴者（target audiences）からそれぞれ様ざまな反応を引き起こしてしまうだろう。メッセージの長さや、言葉の言い廻し、そして声の調子といったような実質上考慮すべきことも同じくここに含まれる。

**チャンネル** Channel：メッセージ伝達径路としてのメディア。このメディアというものは、テレビ、ラジオ、新聞、ダイレクトメールであり、さらに最近では、電子機器を使ったコミュニケーションも含まれる。ここで考えられる問題としては、様ざまなメディアの潜在的な見解や利用コストの問題、それに様ざまなメディアを通して伝達されてしまうメッセージの複雑さの中での相違が挙げられる。

**受け手** Receiver：予定された標的視聴者。性別、年齢、民族的背

景、現在の姿勢や、当面重要視している行動、そして標的集団（target population）のメディアの使用状況、これらのものは適切な発信源から適切なチャンネルへ向けて、適切なメッセージをマッチさせるという点において、すべて重要となるものである。

　**到達目標**Destination：コミュニケーションに対する希望的成果。ここには態度や信念の変化、あるいは行動変容が含まれている。

　このモデルは、マスコミュニケーション戦略を概念化しデザインすることにおいてひじょうに役立つであろう。例えば、人びとの健康問題に興味をあてようとするとき、メッセージの発信者がその最もリスクの高い人から尊敬される人で、よく知られている人であるということは大切なポイントである。そのメッセージは、受け入れてもらえる方法、例えば人びとが直面する状況を描写するのに、ユーモアを使うといったような方法で描写される必要がある。またそのメッセージは、メディアを通して、上手に伝達される必要がある。そのメディアというのは、テレビや印刷物また広告を通して、上手に伝達されたメッセージを元にして意志決定をする人びとに利用されるものでなければならない。そこで、標的グループ（target group）を誰にするかという決定が必要となってくる。すべての人なのか？　サブグループとは何であるのか？　変化をもたらすということにおいて、パートナーや両親といった"重要な他者"はどのくらいの影響力があるのか？　最終的に、コミュニケーション戦略が、意識の向上あるいはより特別な行動の達成をねらっているということは、どういうことなのか？

　このコミュニケーション－行動変容モデルはまた、12段階から

成り、長期的な行動変容へとつながる、初めての導入部分であるコミュニケーションにおいてのそれぞれの段階のアウトプットを示している。

・（作用・影響などに）触れること Exposure：
・注意 Attention：
・興味、関心 Interest：
・理解 Understanding：
・技術の習得 Skills acquisition：
・態度変容 Attitude change：
・記憶すること Memorisation：
・回想 Recall：
・決定 Decision-making：
・行動変容 Behaviour change：
・補強 Reinforcement：
・維持 Maintenance：

これらの段階は、コミュニケーション戦略が効果的であるためには、メッセージが標的視聴者に届くように適切なチャンネルを通して注意深くデザインされ、そして伝えられなければならないということを説明している。人びとはメッセージに触れなければならないし（実質的にこれはなかなか大変な偉業！）、メッセージに注意を払わなければならないし、理解もしなければならない。たとえあるメッセージがこれを達成したとしても、持続可能な保健行動変容の達成のためには、まだ8つ以上の段階があるのである。

　個人に理解されるやいなや、メッセージは変容傾向というものを

つくりださなければならないのである。その時、受け手が態度変容に基づき行動するように力を付け、そしてそれを維持するような態度変容をよく考慮しながらつくりだしていく必要がある。そして行動変容の決定がなされて実行されるやいなや、この新たな行動は維持するための補強を必要とするのである。

これらのインプットとアウトプットは、ターゲットを絞ったアウトプットに影響を受けながらインプット・ミックスを変える必要性を説明するための基盤として、互いに位置づけられる。様ざまな発信源、メッセージそしてチャンネルは、様ざまな受け手に届き、様ざまな成果を達成するように求められるであろう。

コメント

このモデルは、保健信念モデルや理由付け活動理論のような、しっかりとした立証に基づいていないとはいえ、その他のモデルで述べられた認知、態度、行動についての一般的な関係と同じものに基づいている。

このコミュニケーション―行動変容モデルは、持続可能な行動変容へと単独で導くパブリック・コミュニケーション・キャンペーンを開発することがどんなに難しいかということをまさに示唆するものである。このモデルは、公的教育キャンペーンの必要検討課題全体を見通す優れた広い視野を提供している。いくつかの主な公的介入プログラム（例えば、アメリカにおける地域内での心臓病リスクを減らす目的で実施された、スタンフォード大学による第1回3市町村プログラムのような）が、このモデルに基づいたものであると

はいえ、公のコミュニケーションのためにマスメディアを使うという進歩的な試みは、コスト、範囲、効果の点から見たメディアキャンペーンの有利点と限界とを、より深く認識することを導き出すものとなった。

メディアキャンペーンはいま、介入における広いレパートリーの中にマスコミュニケーションを位置づけるという、より包括的な戦略の一部として、公衆の知識、態度、意見に影響を及ぼすために、より一般的に使用されている。

推薦図書

Egger G, Donovan R, Spark R. Health and the Media: Principles and Practices for Health Promotion. Sydney: McGraw-Hill, 1993.

McGuire WJ. Theoretical Foundations of Campaigns. In: Rice RE, Atkin C, editors. Public Communication Campaigns. Thousand Oaks, CA: Sage, 1989.

Atkin C, Wallack L. Mass Communication and Public Health. Newbury Park, CA: Sage, 1990.

## 4.2 ソーシャルマーケティング

ソーシャル・マーケティング (Social Marketing) は、1970年代に社会的習慣と保健行動に影響を及ぼすための技術として発展した。これらの早期的なアプローチは、社会変革の達成のために、既成の商業マーケティング技術を単にそのまま適用したものに基づいたものだった。最近では、ソーシャル・マーケティングは以下のように

定義されている。

　個人または社会のそれぞれの幸福度を高めるために、標的視聴者の自発的な行動に影響を及ぼすようにデザインされたプログラムの分析、計画、実行、評価に対しての商業マーケティング技術の適用。*2

*2 Andreasen AR. Marketing Social Change: Changing Behaviour to Promote Health. Social Development and the Environment. San Francisco. CA: Jossey-Bass. 1995.

　この定義は、個人と社会のための利益の大切さを強調している。ヘルスプロモーションや病気予防のための、ソーシャルマーケティングと商業マーケティングとの区別を促進することは、個人と社会のための利益であり、買い手（コミュニティと優先集団）と売り手（ヘルスプロモーション従事者）との関係の本質部分でもある。

　商業分野において、マーケティングは消費者の選択に影響を及ぼすようにデザインされている。市場でのやりとりというのは、商品または売られるサービスと収集されたお金とのやりとりである。そこでの成功は、そういうやりとりの量で評価されるであろう。たとえ生産の知識が向上することや、生産に対する態度や価値観を変えることが購買行動に影響を及ぼすことを意味しようとも、そういうことがマーケティングの目標とはならないのである。

　ソーシャル・マーケティングはまた、人びとがいかに考え、最終的にはいかに行動するかというところに影響を及ぼすよう意図されている。ソーシャル・マーケティングは、関係している人それぞれにとっての、コストと利益を考えながらの行動変容に基づいてい

る。予防接種は、はしかにかかることへの予防を提供することである。すなわち、ひとりの親が、この"プロダクト"のコストと利益を考慮し、この予防接種を"買う"かどうかという行動を起こすか起こさないか決めるのである。成功したかどうかは、予防接種を受けた人の数で測定できる。

　たとえコストという問題が金銭的なことでなくても、利益という問題が実質的なことでなくても、行動変容の達成という変わらない目的は、ソーシャル・マーケティング過程の核となるものである。しかしソーシャル・マーケティングは、販売人（マーケッター）のためになるというよりはむしろ標的集団であるとか、社会全体のためになるという意向を持つという点で、商業マーケティングとは異なっている。このように売り手と買い手との関係は、多くの場合において商業マーケティング戦略における関係とはかなり違いがある。

　ソーシャル・マーケティング戦略の計画と実施は、17ページの図1に説明した計画と評価のサイクルと同様に、一連の段階に基づいている。それらを説明するものとして、標的視聴者のニーズ、それらのニーズを反映するためのマーケティング戦略の開発と実施、そして戦略に対する視聴者の反応の追跡という事柄が挙げられる。

マーケット分析

　ソーシャル・マーケティングは、言葉巧みなコミュニケーションを通してプロダクトやサービスを売ることに焦点をあわせるというよりはむしろ、"消費者"の方針決定に焦点を合わせている。ここでは、問題やサービスに対する基礎的な知識と態度についての市場

調査を通じて優先集団についてよく知ることが求められており、またコミュニケーションのための潜在的なチャンネル（例えば識字率のこと、メディアの使用状況のことなど）をもよく知ることが求められている。このような市場調査というものは、マーケティングの目的とその目的を達成するための戦略を明確にするように導こうとするものであり、さまざまなニーズと興味を持つさまざまな優先集団の市場細分化を考慮に入れようとするものである。このことは、マーケティング計画要素の開発と試行、そしてそれに続く実施によってフォローされる。例えば、予防接種を受ける割合が最も低い人びとのグループを探して、その人たちの子どもが予防接種を受けていない理由を探し出すといったことである。

チャンネル選択と題材（materials）：マーケティング・ミックス

　マーケティング戦略は多くの要素を持っているが、プロダクトproduct、価格price、プロモーションpromotion、配置placementという4つのPとして一般に示されるように、主な4つのインプットのバランスのよいミックスの達成に通常基盤を置いている。

　プロダクトproductは、ヘルスプロモーションにおいて定義することは、難しいとされやすい。明瞭な品物やサービスを売ったり、または消費に対する即座の報酬を得るということはまずない。"売り物に出す"ということと、優先集団（priority population）に対して適切な概念を提供するということを同一視することは、本質的な部分である。例えば、子どもたちに対する予防接種の場合では、処置（注射）、提供されるサービス、（一般医や看護婦への訪問）、そ

して達成される健康状態（未来の病気に対する予防）といったものを、それぞれが様ざまな標的集団に対して様ざまな意味と適切さをもつであろうものとして、識別するということは大切なことである。

　価格priceは'プロダクト'のコストと利益間の関係を意味する。コストは実際に払うということと、認知上で負担と感じることの両者がある。またそれは、金銭的なこと（例えば、一般医への訪問にかかるコスト）、社会的なこと（自分の子どもに予防接種を受けさせてほしいという家族の社会的要望）、機会費用（例えば、地方の診療所に付き添っていくために仕事を休むこと）などを含んでいるだろう。同様に利益も実際に得ることと認知上のこととがある。唱道される行動のコストと利益は、様ざまなサブ・グループに関して注意深く考慮される必要がある。予防接種の場合でみてみると、多くの親たちはワクチンで予防できる病気の子どもをみたことがないし、ワクチンで予防しようという現実的な認識は持っていない。利益を効果的に伝達したり、コスト（現実要素かつ認知要素であるもの）を下げるための戦略は開発される必要がある。このような分析は保健信念モデルのところで述べられている利益と障壁の分析に似ている。

　プロモーションのための幅広い技術は、ソーシャル・マーケティングにおいて使用されている。それらは購入できるメディア（例えば広告、チラシ広告）、購入できないメディア（例えばニュースの放送範囲）、スポンサーシップ、行事参加、ダイレクト販売、競合などを含んでいる。優先集団のために、最も適切なチャンネル、メッセージ伝達、発信源を選ぶということは成功へ向けての本質部分

となるものである。このような分析は、McGuire が彼のコミュニケーション-行動変容モデルのところで述べているインプットの開発が元となっている。

マーケティング全段階での成功への最終段階は、限定された優先集団に対して高いアクセスポイントを見つけだすことにかかっている。すなわち正しい配置（適切に標的集団に伝達されるための手段）である。アクセスというこの危険性をはらんだ局面は、ヘルスプログラムの開発においてしばしば軽視されてきた。例えば、ヘルスクリーニング・サービスの利用についてみてみると、アクセスの便利性によって、または言葉の壁、異文化、そして宗教上の規範に対してのサービス供給者の受け止め方によって一部制限されている。

正しいマーケティング・ミックスの達成は、ソーシャル・マーケティング・プロセスの核心部分である。1つの要素だけに集中しすぎるというように、4つの要素のどれか1つに熱心に取りくむという失敗は、成功の機会を下げてしまうだろう。予防接種への理解を促進するためにひとつの盛大なキャンペーンに着手することは、ただの失敗にすぎない。それはただ、サービス供給者がサービスに対する要求が増えることにうまく対応できないということとか、ワクチンの予備がなくなりつつあるということに、ただ気がつくためだけのことでしかないのである。

実施、影響評価、フィードバック

実施、影響評価、フィードバックという段階は、ソーシャル・マーケティング・プログラムの管理を象徴するものであり、そういう

意味では、ソーシャル・マーケティングにとって珍しくないものである。計画されたスケジュールにしたがってプログラムの実施を監視すること、また予定されていた目的にしたがってその影響と効果を監視することは、すべてのヘルスプロモーション・プログラムにとってひとつの決まり切った要素となっている。ソーシャル・マーケティングは相互作用性を持つプロセスであり、そのモデルは、視聴者の反応の変化と、実施過程を左右する外部環境（例えば資金力や組織構造）の変化とを説明している。この最終段階においては、環境に対するどのような変化も、次のサイクルの発展へ向けて、評価からの情報を元にして充分に検討されなければならない。

コメント

　ソーシャル・マーケティングは、同一であるとみなされた優先集団を対象に、明確な行動目標の達成のための洗練されたモデルを提供している。昔から定義されている形式的な観念に基づく理論は、ヘルスプロモーションのためのモデルを計画することに比べればたいして重要ではない。ソーシャル・マーケティングの輪は、マーケティング・プロセスの周期的現象を説明するものであり、このようなモデルに共通する計画、実施、そしてフィードバックの輪を含む、組織的で調査に基づいた問題解決のプロセスを提供している。またそれは、様ざまな理論(保健信念モデル)や（コミュニケーション－行動変容モデルのような）の要素を、完成されたプログラム・モデルのそれぞれの強みを利用しながら、それぞれをまとめる機会を提供している。

ソーシャル・マーケティングは、とくにコミュニケーションとメッセージのためのチャンネルの開発に関して、結果の分析とプログラム開発に向けての創造的なアプローチを促進しているという理由から、大変有益なものとされている。例えば、ソーシャル・マーケティングは人びとのメディア消費や家族構成に基づいて消費者グループを明確にするにあたり、母集団（例えば年齢、性別、社会階級）についてのありきたりな分析の外側にも目を向けるようにわれわれを促している。マス・コミュニケーション、イベントのスポンサーシップ、競合、これらはみなヘルスプロモーションに対して効果的に使われているものだが、ソーシャル・マーケティングは、これらを含む様ざまな働きかけ方法の広いレパートリーを駆使して実施を支えてきた。ソーシャル・マーケティングはまた、プログラムの開発と提供において、消費者に強く焦点をあてている。

　しかし、ソーシャル・マーケティングが商業分野のマーケティング戦略を取り入れ、健康へのゴール達成のために用いると単純に考え'プロダクト'はしばしば漠然としており、'価格'は通例金銭的な問題ではない。またヘルスプロモーション・プログラムは、金銭収益によって運営される多くの伝統的なマーケティング・キャンペーンとはまた違い、哲学やモラルに基づいて機能している。このような状況により、持続性を持った大衆の行動変容達成のためのマーケティング技術は、商業分野市場での金銭的なやりとりに基づくわかりやすいプロダクト販売の促進よりも、はるかに複雑なものとなるのである。

推薦図書

Andreasen AR. Marketing Social Change: Changing Behaviour to Promote Health, Social Development, and the Environment. San Francisco, CA: Jossey-Bass, 1995.

Kotler P, Roberto EL. Social Marketing: Strategies for Changing Public Behaviour. New York: Free Press, 1989.

Ling JC Franklin BA, Lingstead JF, Gearon AN. Social Marketing: Its Place in Public Health. Annual Review of Public Health 1992; 13: 341-62.

## 4.3　要　約

　この節において紹介した両モデルは、ヘルスプロモーションに関してのマス・コミュニケーションの長所と短所について、洞察力を与え、導きとなるものである。ソーシャル・マーケティング理論は、統合されたマス・コミュニケーション・キャンペーンを計画し、実行するための実質的なモデルを提供している。

　両モデルとも、実質的な大衆の行動変容を生み出すという点において、マス・コミュニケーションの様ざまな形態の限界を説明している。しかしそれと同時に、健康問題への意識を高めることや、ヘルスプロモーションという働きかけの様ざまな形態のために、公的かつ政治的なサポートを確保すること、マス・コミュニケーションが重要な役割を担っていることをも説明している。両モデルは、マス・コミュニケーションの複雑性を提示し、また以下のことを説明している。

・問題を明確にし標的集団を分類するために、またコミュニケー

ションのアイディアを試行するために、充分な市場調査を行うことの重要性。
・開発中のマス・コミュニケーション・キャンペーンにおいて、発信源、メッセージ、メディア、そして受け手が調和することの必要性。
・マス・コミュニケーション・キャンペーンを開発するさい、コミュニケーション方法の多様性と、開催地と場（settings）（プロモーションと配置）の多様性とを考慮する必要性。
・マス・コミュニケーション・キャンペーンの評価の基礎を、現実的に明らかな成果におくことの重要性。

（訳：石田共子）

## 5．組織の変容を説明するモデルと健康を支援する
## 　　組織的実践の創造モデル

　ヘルス・プロモーション実践者は以下のような理由から、組織に影響を与えることに関与している。
・彼らはたいてい組織に所属しており、自分の仕事に対して、組織から十分なサポートを確実に得たいと考えている。
・多くの場合、彼らは人びとの健康に影響を及ぼすような諸活動や、政策に何らかの影響を与えたいと考えている。そして、
・人びとの健康を促進するために、組織が共同で仕事をしやすくする方法をみつけることへの関心が高まっている。

　Goodman、Steckler、そしてKeglerは組織変革をすすめるにあたっての諸問題と、潜在的利益を簡潔に述べている。

　組織は階層構造をとっており、階層の範囲は、ひじょうに幅広いレベルでの周囲の環境から、全体的な組織の構成、組織の管理、ワークグループ、さらには個々人に及ぶ。そして、これらの各階層レベルが、変革に影響を及ぼす可能性がある。そして同時に、複数の階層において管理されているヘルス・プロモーション戦略が、良好な結果を生み出すのに、最も永続的に、良好な結果を生み出すことになるだろう。組織構造を理解し、適切な戦略を応用することができる保健の専門家は、変革のための強力なツールを持っているといえる。

上述の多くの理論やモデルとは違って、組織的変化に関する既存の理論の健康問題への適用は、未だ発展途上にあり、分析もおこなわれていない状況である。そして、ヘルス・プロモーションの分野での系統的な実験も、ほとんどなされていない。組織変革の2つの方法が考えられるが、両者ともに、組織的な実践の観察をもとに、既存の理論の分析とあわせて使われている。

## 5.1 組織変革の理論

これまでに理解されてきたほとんどの組織変革法は、管理の理論(および実践)の延長にあった。この理論と知識の骨格は、様ざまな目的に対する組織的な変革を説明するために発展してきた。そして、それらは、組織のパフォーマンスを向上させることに関与してきた。本論では、異なる様ざまな組織的な設定の分析法や改革計画に関して、有益な手がかりを提示する。

Goodman、Steckler、そしてKeglerは、ヘルスプロモーションの実践に適用できそうな、組織変革のための4段階(4つのステージ)のモデルを提案している。3人は、各段階の違いを認識することや、各段階において、変革を促進するための戦略に、段階的行動変容理論、イノベーション普及理論を並行して適合されることの重要性を強調している。

このモデルにおいて、段階(ステージ)1は、**気づきを促す**と表現されている。この段階では、関心を高め、組織環境における健康に関連した問題を明確にすると同時に、有効な解決策を明らかにすることによって、組織改革への支援を高いレベルで支援することが

意図されている。例えば、気づきを促すことは、教育システムにおける上級管理者や監督者が、タバコ規制について考えたり、教育システムが果たす潜在的な役割を考えることも含まれるだろう。これら'上級レベルの監督者'達は、組織内での新しい政策やプログラムの採用を決定する上で、最も影響を及ぼす人びとである。彼らが組織に関わる問題の重要性と解決の必要性に気づいたならば、この戦略は次の段階へ移行する。

段階（ステージ）2は、**採用**と表現されており、段階1で明らかにされた問題を扱うための方針やプログラム、または革新的な手段の計画したり採用したりすることを含んでいる。これは実行に必要な資源を明らかにすることを含んでいる。より大きい組織では、この段階はしばしば運営構成における異なるレベル、つまり日常的な組織管理に最も責任を持つ監督者達'gatekeepers'を含む。その例としては、学校のカリキュラムや組織運営に責任のある学校長や年配の教師があげられる。この段階は、理想的には、組織環境と両立させるために、調停の交渉と調整を含む。この調整の要素は、しばしば組織変革を採用するにあたって重要なことなのであるが、組織を通して新しい考えを普及させようとする試みによって失敗することもある。

段階（ステージ）3は、**実施**と表現され、プログラムを行うさいの技術的側面に関連している。段階3には、トレーニングの規定と変革の導入（紹介・披露・採用）に必要な教材の支給の規定が含ま

れる。一例として、変革の導入（紹介・披露・採用）に最も直接的な責任がある、学級担任の教師らを挙げることができる。この段階には、トレーニングとプログラムの導入をうまくすすめるための物質的資源の準備が含まれる。この能力の構築は、組織変革の導入を成功させ、持続させるために不可欠である。この時点において方針の多くが失敗するが、その理由としては、実行プロセスの詳細に注意を払わないことや、組織で実施される個別事例に対する支援がほとんどないことが挙げられる。

段階（ステージ）4は、**変革**の導入に成功した後の、長期的な維持に関係している**制度化**として説明されている。資源（物資）やトレーニングへの持続的な投資を含む、モニタリング（監視）システムや品質管理（質的規制）のシステムを構築することで、上級官吏者が再び先導的な役割を果たす。

コメント

　このモデルは、組織が異なるレベルで機能する方法や、組織変化が、各段階（ステージ）のプロセスにおいてどのように達せられたか、そしてそれぞれの段階が、いかにして組織内の各レベルからの影響を必要としているかを明確にする上で、とくに有用である。組織が、既存のヘルス・プログラムが主に対象とするような機関であるとき、このモデルは最も有効となる。従業員や顧客の安全と健康のための環境を整備する一手段として、組織の方針や実施体制を改善していくような、組織を全面的に伸ばす、ヘルスプロモーション

戦略を構築するのは、容易なことではない。

推薦図書

Goodman RM, Steckler A, Kegler MC. Mobilising Organisations for Health Enhancement: Theories of organisational change. In: Glanz K et al. Health Behaviour and Health Education: Theory, Research and Practice. San Francisco, CA: Jossey-Bass, 1997

## 5.2 分野間活動のモデル

　既存のプログラムの本質的な実施機関として、組織が共同作業することが必要であるばかりでなく、ヘルスプロモーションを支援する環境づくりのひとつの手段として、ますますヘルスプロモーション・プログラムの開発と実施におけるパートナーとして、組織とともに働く必要性が増大する。この分野間活動の過程を定義するような理論やモデルは得られていないが、ここ数年、共同構築などの関連する活動を通じて、各組織間の分野間活動についてよく調べてみようという試みがなされてきた。これらの再調査では、どの組織が、また組織のどの部署がともに働くかによって、そのプロセスを理解する上で重要な、様ざまな要因の異なる組み合わせを明確にしていた。それらの要因は以下の項目を含んでいる。

- **内容の理解**：組織は共に働くことをなぜ必要としているのかという理由と、活動を支える彼らの組織の環境の中に存在する利点の分析。

- **インフラ（基盤）の評価**：組織が計画された活動に着手する能力を持ち合わせているかどうか、そして互いに合意が得られた活動を実施するために、必要とされる協力関係を持ち合わせているかとうか。
- **行動と持続可能性への計画法**：活動範囲全体（参加したすべての者）に利益を与え、活動に必要な個々の役割や関係を明確にするための活動（行動）計画。

著者と、オーストラリアにおける分野間活動の共同研究者らによっておこなわれたレビューは、分野間活動に効果的な影響を及ぼす可能性のある要因を理解するための枠組みを提案した。このモデルでは、効果的な分野間活動にとって重要な以下の6つの要因が抽出された。①各部署や組織が共に働く必要性、②共に働く機会を提供している要因、③共に働く能力、④自らの目標を達成できるようにする関係を築くこと、⑤活動は計画化され、評価できるものであること、そして⑥活動は持続可能であること。

内容の理解

組織間の協同が成功する上で必要なのは、**必要性**と**好機**を基礎として築くことである。もし、協同や変化が、**主要業務をより効果的に能率よくするものであれば**、組織はそれらに、より前向きになるだろう。主要業務が、直接的には'健康（health）'とは関係ないようにみえる場合であっても、間接的には影響があるかもしれない。例えば、もし主要業務が、運輸や住宅供給、または様ざまな食料品

の販路を開発する民間企業などの場合がそうである。組織の目標達成に加えて、組織はまた、以下の点について共に働くことに関心を持っている：

・資源を得ること、あるいは保護すること。
・組織の影響する範囲を保護し、あるいは促進させること。そして
・好感の持てる市民団体として認識されること。

共に働くことへの組織のもつ動機の強さを理解することは、これらの組織が共に働くにあたってどの程度のレベルまで協力し合おうとしているのか、あるいは共に働くことのリスクをどの程度まで負うことを覚悟しているのかを知るのに役立つ。

協同行動を起こすか否かは、その組織のもつ優先順位に直接左右される。例えば、多くのこういった機会は、組織内部の危機や、組織外で発生する予期せぬ事態などにより与えられることが考えられる。例えば、フットボール競技における多くの致命的な怪我の続出により、健康部門が過去に提出したルール変更の提言をスポーツ連盟（組織）が受け入れるようになることが挙げられる。しかし協同行動を行うための基盤が整っていなければ、組織同士が協力し合う機会は失われるかもしれない。

基盤の評価

ある特定の活動の成否に関わりのある多くの要因は、その活動に着手する組織の能力に関係があるように思われる。この能力は以下

の諸要素に反映される。

- その活動への組織的な支援の水準（両立可能な構成と意思決定過程を含む）。
- 資源の適切な水準（時間、予算、基盤を含む）。
- 熟練した従業員。

その他の構造基盤の重大な側面は、それらに携わる組織同士の関係である。これらの関係には、一般に公式・非公式の連携関係が混在しており、活動を発展させたり、互いの葛藤を解消するメカニズムが働く。

適切な構造基盤なしに、組織が活動を長期的に続けたり、あるいは環境変化に順応するのは難しくなるだろう。

## 活動と持続性への計画方法

共通の目的に向けて、セクター間同士の関係を築き、維持していくことは困難な仕事である。成否に関わる条件の多くは、いかなる活動にしても開始する前から整っている。重要なことは、プロジェクトの細部を計画するだけでなく、予定されているプロジェクトの内容や実現のための、組織の基盤の能力を説明することである。実践の見なおしにより、異種機関の共同作業を必要とするプロジェクトの実施に際して、以下のような重要事項が明らかになった。

- 組織が 互いに協力することがなぜ重要なのかに対する明確な認識。その中には、問題とその解決に対する定義、概要、ならびに

実施過程におけるそれぞれの組織の役割分担に対する認識についての一致を含む。

- **プロセスの源泉と変化の認識**。役割や責任全体に関わる交渉での融通の必要性。
- プロジェクトに参加している組織が理解し評価している、**明確に組織化された、達成可能な目標**の定義。
- **活動方法に対する合意形成**。これは、より根本的な改善を検討する前に、作業に関する信用と信頼を確立するために、細部にわたり、明確に定義された活動をも含みうる。
- **再交渉の機会**。契約期間の確認や、（組織の）仕事、役割、（組織間の）関係についての再認識も含まれる。
- 共同所有権。ある組織が一方的に他のパートナー組織に対していつも命令するのでは、互いに摩擦を生み、関係を悪化させる。
- **資源の配分**、スタッフ、場所、予算、情報、管理支援。

　表4に示した事例研究は、ある共同作業が成功し、またあるものは困難に直面する理由を理解するのに、包括的な分析がどのように役立つかを示している。

コメント

　本分析は、健康をつくるために、他の組織と共同作業をすすめる上での条件に対する、より深い洞察を提供することで、前章の分析を補足している。とくにそれは共通の問題を取り扱うさいに、組織内でも組織間でも異なるレベルでの活動の必要性を明確にしている。

## 表4 分野(組織)間協力活動のためのモデルの適用

| ケーススタディ:NSW 子どもの健康と安全のためのサービス委員会 | ケーススタディ:子どものサービスへのアクセス |
|---|---|
| 1991年のはしかの大流行を契機として、健康と安全政策および子どもと保健センターの活動を改善するために、当委員会は発足した。 | 健康安全委員会を順調に発足させたグループを中心としてはじめたサービスだったが、親の低収入や失業のため、上記委員会を発足させたときよりも、はるかに大きな困難に直面した。 |
| 必要性(Necessity)<br>子どもの世話(child care)および保健部門ともに、あらゆるレベルにおいて(計画方針やその実施状況を改善するのに)協力活動が必要であることが明らかだった。 | 必要性(Necessity)<br>この問題には、保健および子どもの世話(child care)部門とも関心が低く、双方のセクターが協力活動するための手法は明確ではない。 |
| 機会(Opportunity)<br>過去10年間のケアを要する児童数の増大と、子どもの健康に対する関心の高まりにより、この動きが支えられた。はしかの流行や、子どものケアに関連したリスクの疫学的根拠が次つぎと明らかにされたことが、この活動のきっかけとなった。 | 機会(Opportunity)<br>部門に関する委員会の関心事項は、主として共働きの両親のニーズに順応している。したがって活動開始の引き金となるものはほとんどなく、この分野での活動を支援する明確な方針もなく、問題の本質や範囲に対するデータは限られており、その問題に関する新しい考え方もない。 |
| 能力(Capacity)<br>委員会にとって、特定の資源は限られていたが、それに関わるあらゆるもの(調査研究のために補助金を含む)や活動に取り組むための熟練者による高度な組織的な支援があった。 | 能力(Capacity)<br>参加している組織や個人の幅はすでに広げられており、高い組織的支援があるにも関わらず、活動に要する人的・物的資源が欠乏している。 |
| 関係(Relationship)<br>参加している組織のほとんどは、なんらかの協力活動の経験がある。そのときの活動では、高度な共同企画や、人的・物的資源の共有化を要することがなかったため、組織間の関係は、自由度の高いものとなり得た。 | 関係(Relationship)<br>この問題の関係諸機関・部門をすべて参加させるためには、新たな関係を築き直す必要がある。確認を取ったり、連絡を取り合ったり、支援体制を構築する時間はほとんどない。 |
| 活動(Action)<br>過去2年以上、委員会はその時どきの方針と実施状況、あるいはモデル的方針の開発に対する調査を重点的に行ってきた。 | 活動(Action)<br>問題の性質や程度の理解がほとんどなく、また協力活動の実績もないので、明確な活動計画がない。この場合、効果的な活動条件はほとんど整っていない。活動計画の構築に時間を費やすよりも、活動の必要性を、より明確にする方法を見出したり、活動の重要性が認識されるような環境を整えたり、活動にあたっての組織の能力向上を模索する方が賢明といえるだろう。 |
| 持続的に得られる結果<br>(Sustainable outcomes)<br>過去2年以上、委員会はその時どきの方針と実施状況、あるいはモデル的方針の開発に対する調査を重点的に行ってきた。 | |

分野間活動の分析では、展望や責任・役割分担、個々のネットワークを理解するのが重要である。これらの3項目は、共同プロジェクトを実行可能にするものであり、これらはまた、長期的な組織的援助の必要性を浮き彫りにしている。共同プロジェクトは、共同作業を実施する条件（内容、基盤、計画）を評価することで、今後支障の起こり得る箇所を知ることができる。また、この評価は、計画のサイクルにおいて、（活動を実施する前の）計画段階で、成功するための適切な条件を確実に整えるために、これら諸条件をあらゆる観点から強化するための行動指針を提供するのである。

## 5.3 要 約

前述してきたモデルは、モノグラフの冒頭に挙げた評価基準によると、厳密な理論ではない。しかし、これらは組織変革の系統的な観察と分析に基づいており、組織変革の方針設定において、変革の導入や継続を成功に導く要因についての指針を提示するものである。さらに、これらのアイディアの有用性を明確にし、改良するためには、実際に計画されたプログラムで、これらのアイディアを系統だって試行することが不可欠である。

これらのモデルは、様ざまな設定の組織変革において、変革の諸段階での各プログラムの導入やその維持について有用な指針を提示する。各モデルが、とくに以下のいくつかのポイントに焦点を当てている。

・組織の主要業務や組織構成を理解し、組織の特性となるこれら

の要因に、ヘルスプロモーション・プログラムがいかに適応し得るかを判断し、主要業務の達成に貢献する必要性。
・組織間ならびに同一組織内での異なるレベルでの個人同士の共同作業の必要性。
・上級管理職に影響を及ぼす業務上の本質的な方針形態。
・プログラムの採用について鍵となる人との交渉における柔軟性の重要さ。
・プログラムの実施や刷新の責任者に対する支援の必要性。そして。
・長期的な維持管理と品質管理システムを確立することの必要性。

　健康部門が、他の組織との協同行動に関心を持つ主な理由のひとつは、例えば、安全な活動場所、生活条件の改善や娯楽施設の開発といった、健康を規定する（決定づける）いくつかの基本的な要因を取り扱う、系統的で継続的な変化を引き起こすからである。このような最も効果的な実行方法を理解することは、健康問題に意味深いインパクトを与える潜在可能性をもつということである。

（訳：西田美佐）

## 6 健康的な公共政策の展開を理解するためのモデル

　健康に深い影響を与えている健康部門以外の要因（話題となっている証拠）が、健康を守りつくるための公共政策の展開への関心を増大させている。例えば、住宅供給、所得援助、雇用、教育そして環境保護などの政策は、個人やコミュニティの健康に直接的・間接的に影響を与えるのである。

　それらの政策がどのようにして健康に影響を及ぼしているのだろうか。これは、ヘルスプロモーション研究では未開拓の領域である。本章では、健康的な公共政策の展開を理解するためにヘルスプロモーションの領域に携わっている人びとによって提案されている3つの枠組みについて考察する。

### 6.1　健康的な公共政策をつくるための生態学的枠組み

　Nancy Milioは、健康を改善するための公共政策展開についての評価を高めるための概念的枠組みを提案した。

　この枠組みでは、政策の展開は、開始、採択、実施、評価、再実施の段階を通過するとみなされている。これらの段階は、連続した社会や不明瞭な政治の過程の一部である。**健康的な公共政策の展開とは、単に政策の声明書を提示することではなく、ダイナミック（動的）な過程のことなのである。**

　この枠組みについて、健康的な公共政策の展開に欠くことのできない主要な4人の演者がいる。

それは、
- 政策所有者(たいていが政治家や官僚)、
- 政策有力者(政府の内部や外部でグループ(派)をつくっている者)
- 意見が最終的に政策の採択に影響を及ぼす一般の人びと(聴衆、消費者、納税者、そして有権者)、そして
- 政策作成者と人びととの見解や態度の両方を動かすメディア(活字媒体や電子媒体)

　健康的な公共政策の展開は、よく勢力のある個人や1つのグループによって動かされるように思われているが、Milioの見解によると、それは組織であって検討の焦点となるような政策を導く個人ではない。
　これは、刺激的な見解であり、組織内部では、鍵となる政策に関係した方策源を与えている重要な関係者(stakeholders)は大きく2つのグループに分類されているようである。すなわち、特別な政策を始めたり、政策のための権限を守ったり、彼らの関心に基づいた歩調で政策を動かす人びと、もう片方は、その問題に興味を持ち、政策の内容やそれが実行される早さや方法を動かそうとする政策有力者たちである。例えば、政策有力者は、ガン・ロビー、公衆衛生団体、コミュニティ連合から成り立っているとしても、警察官は、ガン規制に関する政策を守る人びとと見られている。このモデルの中で、一般市民は有力な方法で特別な政策が組織立てられるのに影響を及ぼす人として見られるのではなく、政策づくりの風土を形づく

る人として見られている。

　政策の展開に影響する鍵となるいくつかの決定要因が考えられる。それは、

- 活動が提案される段階での、社会的・経済的・政治的文脈（社会的風土）
- 政策の展開に最も影響を及ぼす集団
- 政策の展開に影響を与えたいという願いが承認されること（勝っても負けても、必要に応じて和解するときも）、そして
- 彼らの願いの表現が、成功するための計画を提出するために行われる政策の展開あるいは影響力といった能力

　政策が展開される上での社会的風土は、比較的政策の採用を決定する少ない政治家に重大な影響を与える。例えば、オーストラリアにおけるガン・コントロール議論では、悲劇的な大量の射撃の数（発砲）がドラスチックに変わった。それは、射撃者たちの権利に対する関心事を、ガンへのアクセスをコントロールできないことが、重大な結果を引き起こしていることに、幅広いコミュニティの関心を向けたからである。

　このケースから分かるのは、より厳しいガン・コントロールを要求している集団は、変革に影響を与える自分たちの力が増大してきたことに気づいたということである。政府が広範囲にわたる支援を無視しないだろうという確信をもち、ガン・コントロールのためにしっかりした提案を出すことがより良い方法であった。ガン・コントロールに反対する集団は、彼らの影響を再利用する方法を見つけたいと思っており、コミュニティの感情を相殺するよう政府に議論

をもちかけたのだ。

　Milioは、つぎのように論じている。彼らが最も長いあいだ関心があることをみることによって、重要な関係者の返答がどのように返ってくるかが決まってくるだろう。これは、彼らの公的声明によって異なるかもしれない。グループは、政策の展開に影響を及ぼすというよりは、むしろ政策の施行に反対するといった努力を選択するのかもしれない。

　最後に、政府の内部と外部両方の鍵となる人物が、高い優先権をもつ政策の展開に影響を与えるために戦略の計画を展開するものだということを理解しておくことが重要である。この戦略のタイプと有効性は、つぎのような事柄によるだろう。すなわち、機関（組織）の規模、資源、設立年数（経歴、関係そして信用性が影響する）、権威者、政策をつくる人と親密で重要な人、そしてこれらの財産（強み）を活かしたスキルである。

　有効な情報戦略を展開させることは、この経過の重要な点であろう。例えば、ガンについての議論によると、リーダーシップを発揮することのできる信用されている代弁者をもつこと、そして情報が変革を支援するという風土を発展させるのに重要な因子なのである。Milioは使用されている情報の方法は様ざまであることを論じている。政策過程を監視し、分析し、そして批評するために情報を使うこと。あるいは、説得、調停もしくは行動を別の方に移行させるような直接的な取り組みはあまり活発ではない。これは、政策をつくる者自身に直接向けられているか、もしくはその論点を助けるための、あるいは公的支援（体制）を確立するための信用ある公的

人物に彼らの影響を及ぼすようになっているからである。Milioは、つぎのような見解を示している。メディアは、公衆の意見をつくる中心的な役割を担っている。つまり、彼らがリポートすることよりも、すべてを伝えるか伝えないか選択することにその役割の意味があるのである。そして、その人は論点が与えられた重要度や、つくられた論点の方法を話すことが認められている。メディアの役割は、情報が政策決定者や経験や他の情報を得ている公衆に役立たないとき、たいへん重要になってくるのである。

コメント

　このモデルは、政策の展開において役割を担うグループの明瞭な状況を紹介している。すなわち、政策をつくる人びと、興味を示している集団、公衆とメディアである。沢山の段階で影響を受けることのあるダイナミックなプロセスをもつ政策の展開を理解するというニードを強調するのである。勝敗を競って戦う人びとに多くの段階で影響をうけたり、政策をつくる人びとが作用することによって生じる社会的風土によって影響されるのである。この社会的風土がどの程度方向を決定するかは、メディアがどのようにリポートするかとか、その論点のリポートに失敗するかによってもかなり違ってくるだろう。

推薦図書

　Milio N. Making healthy public policy: developing the science by learning the art: an ecological framework for policy studies. Health

Promotion 1987; 2(3): 263-74.

## 6.2 健康を促進するための政策決定の基礎的な決定因

　健康的な公共政策の最も思いがけないオブザーバーでさえ、よく知られた病気と障害を予防できるよく知られた要因と、これらの問題に適した政策との不十分な関係がよくあることに気づくことができる。疫学者と他の健康研究家は、よくつぎのようなことを訴える。彼らの見解は政策をつくる人びとによって取り上げられているのではない。なぜなら、政策の基礎となる妥当な根拠がまったくないことがよくあると政策をつくる人びとが嘆いているからである。

　De Leeuwは、つぎのような提案をしている。政策をつくるのに3つの決定要素がある。それは、健康的な公共政策の展開に興味をもっている人びとが向上するためのものである。すなわち：

- 偶然であり、決定的な、規範的な仮定と前提条件のセットを制御するというバイアス。
- ある種の領域におけるグループの興味深い網の目。そして
- モニター（監視）し、彼らの意図を伝えるための組織の力。

である。

仮　定

　政策をつくる人びとは、一般的な政策の方向で進めるという仮定と信念のかたまりとも言える環境の中でキャリアを身につけて働く。政策の展開に影響する仮定のセットは3つあり、つぎのように提案される。すなわち、それらは原因と結果の関係によるものであ

るが、介入と成果、そして基本的な評価の関係である。それらは共に仮定と前提条件のセットを形成しているものとみなされる。それは政策の目的や手段や確立され評価されるといった時間の流れによる枠組みとなっている。これらの仮定と前提条件は、望ましくふさわしいとみなされる行動の要因をしかけているにもかかわらず、それが明確であることは、ひじょうにまれなのである。

　例えば、失業が健康に与える衝撃を示すための政策を展開するために圧力を用いることによって、これら3つの仮定とセットは、その巻き込みの視点に影響しているようである。失業【原因】と不健康【結果】の関係は、しばしば不明瞭であることが知られている。――――というのも、失業者は病気になったから職を失いそうになったのか。それともより不健康な状態は失業状態よりもむしろ不健康なライフスタイルのせいでおこるのであろうか？　そこには、健康の成果に変化をもたらし得るかもしれない介入の性質に関する簡単な視点があるのかもしれない。なぜなら、十分な雇用がその問題を解く実例となり得るからである。そして仕事に充実している人びとの数よりも、入手できる仕事の数の方がかなり少ないという事実があるにもかかわらず、本当に働きたいのなら、仕事を見つけられるだろうというコミュニティにおける視点が未だにあるようである。それは職探しの日記などに反映されている。


関　心

　政策が練り上げられ、実行される方法は、しばしば重要な関係者もしくは関係したグループなどの受益団体によって決定される。例

えば、失業者数を減少させようとするものなら、経済成長の推進手段である労働市場を促進しようといった試みから沢山の受益団体が必要である。それは、そのメンバーが職を失わないような理解をすることに興味をもっている組合を通してだったり、失業中の人びとに、より良い収入の援助をするよう唱導している生活保護団体を通して行われている。

　失業を縮減させたいだけでなく、これらのグループは自分たちの生き残りと勢力範囲を確保することも目論んでいる。De Leeuwは、彼らはしばしば生き残りをかけるためならどんなことでも喜んで引き受けるものだと述べている。もしそれが健康を守りつくるものだとしたら、そこで展開されている政策は興味とニーズの違いと重複している領域を認めることが必要である。健康をベースとした情報を流せば、このニーズがなくなるのかもしれない。

力の位置

　そのグループが力量や影響を働かせることによってもち得る影響は、政策を理解する能力と競争相手と味方の戦略の意図にかなり関係しているようだ。例えば、仮に健康上失業せざるを得ない事実を回避するための政策の提供を健康部門が試みたとすると、つぎのようなことを認識する必要がある。健康部門がサービスのために使われる資金をより多く得るための方法、あるいは費用を削減させるような方法を知る利害関係グループは、ひじょうに少ないかもしれないということである。

　そのような巻き込みの力があるということを分かっていること

は、何かしら戦略に対する行動がとられていることを意味する。グループが持つ力と、利害関係や他のプランをモニター（監視）し、自身の意図を伝えるといった能力の程度が、政策に影響を与えることに成功した組織の大前提となることが分かってきた。

De Leeuwの焦点は、疫学の情報が健康をつくるための政策の展開にどのようなことを、及ぼすのか。真実を知るもしくは伝えることさえも不十分である。多くの重要な関係者によって取り上げられるような方法で、この情報を使う努力をすることが必要である。なぜなら、多くの重要な関係者によって取り上げられる方法でこの情報を使うためである。これは、その問題をどのように理解しているかとか、原因をどのように考えているかとか、行動することによってどのような影響がおこるか考えているのかといったことなのである。すなわち、重要な関係者の利益の性質や、健康関係者がその利益を得ることが可能となるような方法、そしてそれら組織の目的を成し遂げるために、巻き込まれたものによって使われた戦略を詳細に理解することである。

コメント

　健康的な公共政策の展開に影響を及ぼすための要因を理解するために、De Leeuwによって開発されたモデルは、独自の政策をつくろうという多くの試みがなぜ失敗するのかを理解するためのひとつの方法を与えている。得るか失うかは、巻き込まれたグループの力によるもの、あるいは彼らが固執していることによるものだけではない。快く問題点を補うことも影響するであろう。つまり巻き込ま

れたそれらのことが、問題の原因として信じられることによって影響を受けたり、それに焦点をあてて事実上行われることができたのが、何であったのかと彼らが感じることによって影響を受けたり、そして健康がどこでつくられているのかという想定や前提によって影響を受けたりするのである。

推薦図書

De Leeuw E. Health policy, epidemiology and power: the interest web. Health Promotion International. 1993; 8(1): 49-53.

## 6.3 ヘルスプロモーション政策の指標づくり:理論開発の方法

健康に影響を与えている要因を調査することにおいて、Ziglioは、つぎのように述べている。農業、防衛、生活扶助、運送、教育そして雇用のような政策の部門は、病院や医療サービスを考え出した伝統的な健康政策よりも人びとの健康に協働の効果を与えている。

すなわち、効果的にヘルスプロモーションの方向に向かうことは、それゆえ公式化されている公共政策の伝統的な方法の中で、根本的な転換を必要とする。これらの転換は、公共政策—貧困やはく奪による健康損失の影響をただ軽減するというよりも、むしろ防ぐための政策—の社会的・経済的両方の側面に影響を与えるべきである。

Ziglioは、つぎのように述べている。ヘルスプロモーション政策が可能性のある利益を生むならば、ヘルスプロモーションの実践の公式化や実施が、奨励されるか妨害されるかの状況を把握するため

の調査にかなりの投資をする必要がある。彼は、政策を分析し理論を構築し始める機会を表すヘルスプロモーション政策の尺度の展開についての見解を示している。健康的な公共政策が理解される方法に識見を規定するものとしてみなされる領域のひとつは、決定が下される一連の過程を調査することである。そして、実践家がこれらの要因に影響を及ぼしたいのであれば、公式化された公共政策の方法を根本的に転換させる必要がある。

合理的・演繹的な意志決定

　意志決定の合理的・演繹的なモデルには転換をもたらすような計画と合理的な選択へのコミットメントがかなり重要となってくる。この意志決定のモデルを通じて展開される政策は、一連の段階や明確なヘルスプロモーションの目標が掲げられた戦略によって形づくられている。これは、つぎのようなことに反映されるだろう。

・政策を左右する明確な目的と目標。
・それに巻き込まれた人びとの意志決定力の理解（例えば、政策作成者、組織化されたグループ、ボランティア組織）。
・実行期間が短期か長期か二者択一が可能な政策を無視するための明確な基準のセット。
・政策と評価とフィードバックメカニズム。そして
・評価とフィードバックに基づいて政策を修正するためのチャンネルとプロセス。

　これらの政策のタイプは、融通のきかないものとしてみなされることが多く、政策環境を変えることができない。

## 増加する意志決定

この政策展開のスタイルにおいて、その目的は終始必要最低限の変更をしながら、まごつかせて当り障りのない政策の決定にたどりつくことである。意志決定者たちは、その政策の代替にのみ集中する。それは、評価の結果が唯一限られた数のために、実在するものと大いに異なるものである。そして、意志決定者たちに直面している問題は、よりマネジメントしやすくなるよう継続して改善されるのである。

最優先事項の最後は、政治的プロセスによって決定される。それは、異なる論争をもつグループによって働く圧力が、意志決定するのに最も重要な役割を果たしているのである。この意志決定のスタイル、すなわちたいていの欧米の産業国においては、救済的あるいは最低限の変更に集中している。これは、つぎのようなことに影響するだろう。

・領域内の興味の対象への関心の理解と目的と目標の範囲。
・興味関心グループと政策唱道運動グループの数、構成そして力。
・これらのグループとの相互作用プロセスそして複雑な交渉。
・結果として生じる妥協、アウトカム（成果）と短期間で最低限の変化。そして
・全般的なヘルスプロモーションの目標に関するアウトカム（成果）の評価。

これらの政策のタイプは、より長期的な焦点が不足しているとか、より広い社会的・政治的背景に影響を受けすぎると見られるこ

とが多く、評価が難しい。

意思決定の混合スキャニング・スタイル

　最後に、Ziglioはこのように述べている。多くの国ぐにはいま、混合スキャニング・アプローチに関心を抱いている。それは、合理主義者と利益主義を合体させようとする試みである。これは、合理主義アプローチや、政治的検討そして異なったグループの関心によって影響をもたらされている基本的な決定のセットである。これらの増大する決定は、意思決定のプロセスを操っている重要な決定の幅広い長期にわたるビジョンの文脈とみなされる必要がある。

　　混合スキャニング・アプローチとは、つぎのような特徴がある。
・ヘルスプロモーションの重要な役割を明確にする政策声明。
・この政策の展開を導いた政策要因間の相互作用のプロセス。
・さらに進んだ分析をするためのヘルスプロモーションに関係した問題を選択するのに使われた基準。
・政策声明や問題を取り上げた基準を導いている相互作用のプロセスを、綿密にスキャニングすること。そして
・異なる関心が、どのようにして政策の展開に影響を与えており、なぜ問題が取り上げられているのかを分析すること。

このような政策のタイプは、変わりつつある状況に対処するために、必要とされる首尾一貫性と柔軟性の両方を提供している。

コメント

　Ziglioは、一般につくられている決定事項について3つの主要な

方法のアウトラインを明確にすることによって、政策のつくられるプロセスをわれわれが理解するのに重要な貢献を果たしている。この分析(意思決定のスタイルが評価されることによって、その指標を明確にあらわす必要性を強調しているのであるが、)は、われわれが望むどのような行動からも理解できるようなアウトカム(成果)が明確にされるところの可能な利益を強調している。彼の混合スキャニング・アプローチへのサポートは、政策が展開されることにおける政治的現実を説明できるような根拠や、計画に基いたアプローチを可能な限り比較することの必要性がわれわれにも理解できるようになっている。

推薦図書

Ziglio E. Indicators of health promotion policy: directions for research. In: Bandura B, Kickbusch I. Health Promotion Research. World Health Organization Regional Publications, Eruopean Series No.37. Copenhagen: WHO, 1993.

Ziglio E. Policy-making and planning in conditions of uncertainty: the case of health promotion policy. Edinburgh: Research Unit in Health and Behaviour Change, Working Paper No.7, 1987.

## 6.4 要 約

共に取り上げられた3つのアプローチは、健康的な公共政策を、いかに展開するかについての価値あるガイダンスをわれわれに与えている。

それらは、政策が単にその問題の性質や範囲の根拠に単純には基いていないことや、ヘルスプロモーション実践家によって考えられているものが、それらを強調する効果的な戦略であることに気づく必要性を強調している。

　政策が展開されるプロセスを理解するためには、つぎのようなことが重要である。すなわち、多数の重要な関係者やかれらの関心を認識すること、その問題や可能な解決策への彼らの認識を理解すること、そして対立や歩み寄り（妥協）の可能な範囲を理解することである。

　政策展開に直接影響が及ぶわけではないが、世論の重要性や組織が作用しているところでの一般的な風土もまたその重要性が強調される。これらの意見や環境に影響を与えることは、新しいアイデアを紹介したり、政策採用のさいに重要なものとして認識されている。

（訳：助友祐子）

## エピローグ：実践的理論

　このモノグラフは、ヘルスプロモーションを実践に導く多くの異なる理論とモデルを紹介するためのものである。各々のケースにおいて、異なる理論の総合化とそれらを発達させる研究、そして実践を導く信頼できる研究を提供している。異なる理論に関するより詳細な情報を要求するリーダーは、各々の章で引用されたオリジナルな原本・文、あるいはもっと総合的な出版物について言及している。

　異なる章から明らかになったことは、ヘルスプロモーションに関する実践的な理論は、まだよく開発されていないということである。個人の健康を決定する心理社会的な決定因に関する理論は総合的なものは少なく、伝統的な基準に照らして試験されたものである。地域社会の動員、組織的な変化、政策展開に直接向けられたプログラムの要素を導くために役立つ異なる理論とモデルは、一般的には少なく、ランドマイズ・コントロール・トライアル（randmised controlled trials）のような伝統的・経験的な研究に従っているものが多い。そのようなケースにおいては、彼らが科学と表現しているようなものと同様にアートとしてのヘルスプロモーションを表現しているのである。しかしながら、健康のための地域社会の動員、組織的・政策的変化は、大変意義あることで、これらの諸問題の現代的理解を明らかにし、用いるためには必要不可欠なもの

である。そのような知識を応用してそのプロセスを理解する研究は、今後もっとも優先順位の高いものである。

　人びとの健康を決定する複雑な決定因に影響する総合的なヘルスプロモーションプログラムの発達を十分に導く単一の理論とモデルはない。実践家は、身近な知識と経験、コミュニティのニードを判断することのできる有効な研究情報、そしてどのような時間的な変化にも対応できる健康を決定する因子を使いたがっている。実践家は、この研究論文で述べた理論とモデルをうまく使うことで、明らかにされた優先的な健康に取り組むための総合的な戦略の開発を助けられることであろう。多数の介入が、単一のトラック（走路）プログラムよりも一般的に力強いものである。同様に、プログラムは総合的な戦略の開発に関する研究論文を説明するいくつかの理論とモデルを引き寄せる必要がある。それらをうまく活用するなら、実践家の決定を援助するために存在するこれらの理論は、アウトカムを予測するであろうし、成功の理由の説明を助けてくれるであろう。

　すべての実践家が複雑なレベルを操作する地位や能力をもっているわけではない。そのような場合には、この研究論文の理論の知識は、実践家が彼らの介入効果を最大限にすることや、幅広い活動の機会に沿って、将来を見通した努力を提供することを助けるであろう。

（訳：島内憲夫）

# 第2部
# ナットの「ヘルスプロモーション・プログラム・モデル」

ドン・ナットビーム（シドニー大学）

訳：島内憲夫

# はじめに

　ヘルスプロモーション・プログラムに利用できる情報や証拠をうまく活用できないことが、介入の邪魔をしている。また、証拠（科学的根拠）をより強調するヘルスプロモーション・プログラムが、過去10年間広く奨励されつづけている。これは、集団のヘルスニーズや有効な介入についての証拠、そしてよりよい介入の組織的・管理的な方法を強調するシステマティックなアセスメントに基づいている。

　ヘルスプロモーションの実践家に使われているいくつかのプログラム・モデルがある。例えば、GreenとKreuterによるPRECEDE-PROCEEDモデル、Haweによるこのモデルの応用、そしてSandersonとその仲間による介入計画、準備のマネジメントの合成モデル（MMIPP）などである。各モデルは、準備、実施、そして評価の段階を含んだヘルスプロモーション計画のための構造的な連鎖（順序）に従っている。意志決定のさいに、証拠や客観性に明白なコミットメントを求めているがゆえに、科学的根拠にポイントを置いている。資金を提供する機関に高いレベルの責任を与えている。そのようなモデルの明らかなアピールにもかかわらず、ヘルス・ワーカーが計画のためにシステマティックなアプローチを採用することをためらうのは、理由がある。あるケースでは、実践家が利用できる

証拠を、最大限に支援するために利用できる莫大な研究や理論に圧倒されているかも知れない。しばしば、実践家は健康問題の明確化や健康問題の改善への参加といった、コミュニティでの役割に対する柔軟性の欠落や責任の低さによって活動しにくいのである。ヘルスプロモーションのための健全な理論や研究の基礎を構築するかなりの進歩にもかかわらず、ヘルスプロモーション実践技術をもった実践者の開発(養成)や応用知識の発達は、うまくいっているとはいえない。十分な範囲の情報と研究の証拠をうまく活用することに向かっての実践のガイドは、現在直面しているヘルスプロモーション・プログラム・モデルの発達の目的の一部分である。

表1は、ヘルスプロモーション・プログラムと評価モデルを表している。それは、先に言及するモデルの中で確認される計画段階に基礎を置いているけれども、現代のヘルスプロモーション実践を反映するために段階の内容を拡大している。実際、さまざまなヘルスプロモーション活動に従う、異なるレベルの成果を認めることに焦点を置いている。このモデルは、ヘルスプロモーションの計画、実施、そして評価に貢献する異なる段階(ステップ)について述べている。各段階は以下の通りである。(表1)

## 1. 問題の明確化

この段階はヘルスプロモーション介入の中で強調される健康問題や結果(論争点)に関心がある。これは、可能な範囲での活動のための優先度を明らかにすることを含んでいる。それは、他の資源から得られたコミュニティ・ニーズや優先度を明らかにすることと同

表1　ヘルスプロモーション・プログラム・モデル

| 最後の評価<br>―健康の成果― | QOL<br>機能的自立<br>公正 | | 死亡率、罹患率<br>障害 |
|---|---|---|---|
| 中間の評価<br>―中間の健康成果― | 健康的な<br>ライフスタイル | 有効な<br>ヘルスサービス | 健康的な環境 |
| 最初の評価<br>―ヘルスプロモーションの成果― | 健康識字 | 社会的な流通 | 健康的な公共政策<br>組織的な実践 |
| 実　施<br>―ヘルスプロモーションの活動― | 教　育 | 促　進 | 唱　道 |
| 実施前の局面<br>―ヘルスプロモーションのインプット― | 資源<br>(時間、金、<br>道具) | 能力<br>(訓練、<br>組織構造) | 機会<br>(公的、政治的<br>関心) |
| 解決策 | 理論とモデル | 実践家の経験 | 介入研究の証拠 |
| 問題の明確化 | 疫学的<br>行動科学的<br>社会科学的<br>研究分析 | コミュニティ<br>ニーズ分析 | |

様に、関心のある集団の健康と病気の原因と分布についての有効な疫学的・人工的情報の分析を含んでいる。優先度を決定する重要な要因としてよく知られているものは、つぎのようなものである。

・集団における異なる健康問題のサイズと分布
・異なる健康問題の決定因（例えば、行動的、社会的、環境的、経済的、遺伝的などである）
・これらの決定因を変化させる可能性
・コミュニティ、政治的関心そして活動を起す機会に影響を及ぼす動機

健康問題に最も影響を及ぼす要因は、行動あるいはコミュニティの物理的環境や社会経済的状態である。これらの個人的行動の決定因、そして社会―経済的状態の決定因は、またさまざまな将来の見

通しから検討されている。

　Greenのプリシードモデル PRECEED MODEL は、**準備因子**（predisposing factor）、**実現可能因子**（enabling factor）、**強化因子**（reinforcing factor）と同様個人的、社会的そして環境的決定因の有効な分類枠組みを備えている。

　**準備因子**は人間の行動を形成する知識、態度、信念、価値そして認識、行動促進あるいは行動を妨げるものを含んでいる。

　**実現可能因子**は、行動に影響を及ぼすスキルや資源、あるいは障壁であるが、それらは望ましい行動あるいは環境の変化を支え、妨げるものである。

　**強化因子**は、行動を勇気づけたり、落胆させる行動（あるいは環境の変化）によって得られる報酬（あるいは差し控えられる報酬）のことである。

　計画サイクルのこの段階は、限定された集団の健康問題、社会問題の優先度を明らかにすることや、何が、誰が介入のターゲットなのかといった優先度の決定因を明らかにすることを意図している。

## 2．解決策

| 適切な理論と介入モデルの試験 | 過去のプログラムの証拠の分析 | 実践家からの適切な証拠の検討 |
| --- | --- | --- |

　昔は、1つの論点あるいは問題が標的（ターゲット）だった。そして改変された個人的、社会的、環境的決定因が明らかにされ、可能性のある解決策の分析が試みられていた（着手されていた）。こ

の段階は準備因子、実現可能因子、強化因子によって標的集団(ターゲット・グループ)の中でいかに、いつ変化が生じるのかに焦点を置いている。介入の最適なタイミングと順序(連鎖)の決定がこの段階でも行われる。この段階での決定は、理論と介入モデルの検討や、過去のプログラムの研究の証拠によって進めることができる。実施されたプログラムの狭い知識によって練ることができる。

　健康行動と組織的な実践を説明し、予言する理論と研究、それは健康行動と組織的な実践の決定因を変化させる方法を明らかにするものであるが、これは計画のこの局面における価値あるきめ細かな考察である。異なるレベルでのヘルスプロモーション実践において普通使われる理論がいくつかある。これらには社会的学習理論、イノベーション普及理論、そして保健信念モデル、その他組織の変化や政策の発達を予防したり、説明するモデルや理論も含まれている。

　ヘルスプロモーションで使われる、異なる理論の強みと弱みに関するよりよい情報は、専門的なテキストの中で発見することができる。理論の利用や過去のプログラムからの証拠の妥当性は、介入に焦点を置いた方法の理論を深めるであろう。とくに、人びと、組織そして政策などの標的変数の中で、生じている変化のプロセスの理論を深めることによって、そしてこれらの標的変数の変化を起す方法を明らかにすることによって可能であろう。すべての健康問題にフィットする理論などない。正しいアプローチの選択は問題の性質、その決定因、そして活動の機会によって調停される。(個人、グループ、組織など)介入のレベル、単純な行動、複雑な行動、組織あるいは政策の変化などの標的によって、異なる理論が適用され

るだろうし、より適したものを準備するであろう。多くの場合に、ヘルスプロモーション・プログラムの目標（goals）・目的（objectives）を達成するための活動を導くためには、異なるモデルと理論を組み合わせることによって可能で、適切なものになるであろう。この分析の理論は、この局面の最終点としてプログラム計画を組み立てるためのプログラム目標、目的、そして戦略を明らかにするための可能性についてである。

プログラムの目標は、既存の健康問題の主要な決定因である。行動変容、あるいは社会的、経済的、環境的状態によって決定されている。

プログラムの目的は、先に述べた準備因子、実現可能因子、強化因子に関連した健康の決定因を変化させる方法として編み出された、個人的・社会的・組織的要因によって決定される。ヘルスプロモーションの成果は以下に言及する。

プログラム戦略は、プログラムの目的を達成するための、個人的、社会的、組織的ないくつかのレベルの活動をしばしば含んでいる。

## 3．実施前の局面―ヘルスプロモーションのインプット―：資源の動員

| プログラム実施のための資源の動員（人びと、金、道具） | 訓練と社会的基盤の発達によって主要な組織の能力を構築すること | 強調されている問題の公的・政治的認識を高めることによって活動のための機会を創造すること |
|---|---|---|

かつて、プログラムの計画は、資源動員に関する実施プロセスの

第一の局面を発達させていた。この場合、資源動員は実施の成功のために要求される金や道具のような資源を得ることを好んでいる。また、コミュニティや組織の能力を高めること、活動の機会を創造することを好んでいる。優先度の高い健康問題を強調する介入として何が最も適切であるか。それは資源のアセスメントである。これは、提案された活動のための政治的、コミュニティサポートと同様に財政的ニーズ、人間資源の有効性の確保を含んでいる。有効な資源、コミュニティあるいは政治的サポートのどこが望まれるものと調和しないのか。このことについては、プロセスの目標を明確にすることが必要であるし、プログラムを成功させるための、最適な状態を創造することを要求する、予備的な活動を明らかにすることが必要である。このように、ヘルスワーカーのスキルを改善するための訓練、コミュニティの認識に影響を及ぼす活動、あるいは政治的サポートを保証する活動が、介入を開始する前から要求されているかも知れない。パンフレットや他のメディアのような道具の開発とプリテストが、また事前実施の局面の必須の部分である。

### 4．実施—ヘルスプロモーションの活動—

　ヘルスプロモーションにおけるプログラムの実施は、しばしば問題やその決定因の最初の分析に関する複合的な戦略を含んでいる。伝統的に、ヘルスプロモーション介入は、知識の改善、態度・行動の変容のための一時的な方法として公的教育（パブリック・エデュケーション）をかなり信頼している。健康を決定する社会的、環境的、経済的要因に影響を及ぼすことを企てる他の方式の介入を含ん

第2部　ナットの「ヘルスプロモーション・プログラム・モデル」　111

でいる。これは社会的活動を促進することや、組織的変化のような異なる方法によってコミュニティと共に働くことを要求している。これらの3つのヘルスプロモーション活動はヘルスプロモーション介入の実施の中心である。

**教　育**：ヘルスプロモーションは健康を改善し、守るための活動に関して、知識のある個人や集団を巻き込むことを要求している。健康教育はこのプロセスの中心的な道具である。そして個人の健康識字を改善することを目論む学習の計画された機会や、それによって彼らの健康を改善し、守るための活動についての個人やコミュニティの能力を明確にしている。健康識字（ヘルス・リタラシィー）は、個人やコミュニティの健康を改善するための活動に着手するための知識レベル、個人のスキルそして自信（信頼）を意味している。健康教育は計画された活動である。健康実践家の役割は健康やその決定因について学習する機会を計画し、創造することにある。そのような機会は、個人やグループのコミュニケーション、あるいはマスコミュニケーションの技術を含んでいる。

**促　進**：健康のための社会的動員は、しばしば外部からの影響なしに生じる。例えば、関心のある市民グループが知覚した脅威に反応して組織化するといったものである。しかし、社会的動員はヘルスワーカーのようなコミュニティの外の人によってもまた促進されるかも知れない。この場合の促進は、健康のための人間的・物質的資源を動員するために、個人あるいは社会的グループとパートナーシ

ップを取るような活動を明らかにしている。これは、問題についてコミュニティの認識を高め、イニシアティブを取りたい人への技術的援助を備え、健康のための活動に着手するために必要なサポート源とコミュニティのグループとを結びつけることを含んでいる。健康のための社会的な活動は、また社会的な意見やコミュニティの規範に影響を及ぼす直接的な試みを含んでいる。

**唱　道**：ある環境では、個人やコミュニティは、健康問題を解決するための活動に直接着手する意志決定のために必要な資源、スキルあるいは方法をもっていない。このような場合、健康実践家の役割は、コミュニティあるいは個人に代わって唱道することによって、健康の決定因をコントロールし改善することを意図する活動に着手する必要がある。唱道することは、健康の達成を妨げている障害物に打ち勝つために、個人やコミュニティに代わって着手された活動を明らかにすることである。唱道はマス・メディアの利用、直接政治的ロビーをいくつかつくることができるし、限定された問題に関心のある同盟をつくることによって、コミュニティの動員のある部分を形づくることができる。健康実践家の役割は、前述した促進者の役割より中立ではない。そして十分なコミュニティの理解を得ることを進める健康のためのリーダーシップや、着手された活動のサポートを必要とするかも知れない。唱道は、健康の環境的、経済的決定因に影響を及ぼす組織的な実践や公共政策の変化をしばしば演出している。

　異なるヘルスプロモーション活動のあいだにはダイナミックな関

係がある。ヘルスプロモーション活動は、介入に焦点を移したり、強調することによって、異なる計画の目標を達成することを指揮することができる。いくつかのグループで行われている行動変容を生み出す努力が、教育や促進を通して健康識字を促進し、社会的動員を達成することを演出するかも知れない。他の状況でみると、目的は、この場合、行政の政策を変化させるための唱道によって、健康のための構造的・環境的障害を最小限にすることかも知れない。組織でみると、実践が最上のスタートポイントかも知れない。何が最上のスタートポイントであるかを表すことを決定すること、そして望ましいヘルスプロモーションの成果を達成するためにどのように異なる活動を組み合わせるかが、ヘルスプロモーションにおける最上の実践のコア（核心）である。これらの複合的な戦略が、ヘルスプロモーション介入からの成果や異なるレベルの成果を導くのである。

## 5．最初の評価——ヘルスプロモーションの成果——

| 健康識字 | 社会的動員 | 健康的な公共政策 組織的な実践 |
|---|---|---|

　効果の評価は、プログラム評価の最初のレベルを表している。そのような効果の評価は通常計画の局面におけるプログラムの目標として明らかにされている。これらの効果の測定はヘルスプロモーションの成果として言及されている。

　ヘルスプロモーションの成果は、先に述べた準備因子、実現可能

因子、強化因子の変化に関連した健康の決定因を変化させる方法としてつくられた個人的、社会的、環境的要因を表している。それらは、計画されたヘルスプロモーション活動の最も直接の結果を表している。プログラムの目標として定められたヘルスプロモーションの成果の変化の測定は、プログラムの評価の最初の要素を形づくっている。3つの異なるタイプの成果が明らかにされている。それは、健康識字、社会的動員、そして健康的な公共政策と組織的実践である。

**健康識字**：よりよい健康を促進し維持する方法を手に入れたり、理解したり、そして情報を利用したりするための、個人の動機や能力を決定する認識とスキルは、モデルの中の健康識字で要約されている。健康識字の例は健康的なライフスタイルに関係した健康知識と動機の改善と健康やそれ以外のサポートを、どこで、どうして手に入れるのかについての知識を含んでいる。さらに、パンフレットを読んだり予約したりできるようなこと以上の健康識字、一般的な識字そのものを含んでいる。このように識字は政治的なプロセスを含む毎日の生活の中に参加する必須のスキルと自信（セルフエフィカシー：自己効力感）を人びとに与えることによってエンパワー（力量形成）しているのである。まさに健康識字はこの大きな概念の反映を目論んでいる。

**社会的動員**：活動を促進し高めるための組織的な努力、社会的グループの健康の決定因をコントロールすることを含んでいる。これは

健康に対する構造的な障害に打ち勝つこと、健康を支援する社会的なサポートを高め、社会的規範を強化する社会的活動に関する人間と物質的資源の動員を含んでいる。成果の例は、コミュニティ・エンパワメントの形成を通して、社会的関係性を改善することからソーシャル・サポートへのアクセスまでの範囲を含んでいる。社会的動員のこれらの指標の測定は、専門的な興味をかきたてているが、改善されている。

**健康的な公共政策と組織的な実践**：健康的な環境は、健康的な公共政策と組織的な実践によって大部分決定される。ヘルスサービスへのアクセスを管理する政策は、健康に影響を及ぼす公共政策のひとつの要素である。教育、住宅、交通、そして雇用を含む政策と組織的な実践もまた、人びとの健康に影響を及ぼしている。法律に基づいた政策、資金、規制そして奨励は、とくに組織的実践に影響を及ぼす。このような成果の例は、サービスや社会的利益、あるいは適切な住宅へのアクセスを改善することをめざした健康と社会的政策の変化であり、健康を与える環境を創造することを目論んだ組織的な実践への変化である。再度述べる。健康的な公共政策と組織的実践の指標の測定は困難ではあるが、開発され続けている。この段階では、プログラムの目標に関係のある成功、失敗のフィードバックとして、すでに段階1の問題の再度の明確化、あるいは段階2の可能性のある解決策の再度の検討として使用することができる。

## 6．中間の評価―中間の健康成果―

| 健康的なライフスタイル | 有効なヘルスサービス | 健康的な環境 |

　中間の健康成果は、プログラムの計画におけるプログラムの目標として明らかにされる健康と社会的成果の決定因を表している。ヘルスプロモーションは人びとがそのような決定因をコントロールすることを増大させることに注意を向けている。中間の健康成果の変化の測定は、2番目の成果である。ヘルスプロモーション・プログラムの評価の最終段階でもある。3つの中間の健康成果は、健康的なライフスタイル、健康的な環境、そして有効なヘルスサービスである。

**健康的なライフスタイル**：病気や障害の防護、あるいは病気のリスクの増大の阻止といった個人の行動は、よくヘルスプロモーション・プログラムの焦点となっている。そのような行動は、しばしば個別に検討されているが、それらはライフスタイルとして言及されるより複合的な行動の一部分である。そのようなライフスタイルは、健康を高めるか、健康を傷つけるか、のどちらかである。これらの行動と行動の組み合わせがモデルの中では健康的なライフスタイルとして要約されている。健康的なライフスタイルに貢献する個人行動に関係した指標の例は、アルコール、タバコ、薬物依存の人びとと、運動する人びとと、適切なセルフケアをする人びととの分布である。

**健康的な環境**：物理的環境は、施設へのアクセスの限界あるいは促進、健康を直接阻害するものを表す。経済的・社会的状態は、健康に影響する施設、商品、そしてサービスへのアクセスを制限したり促進したりする。このように「健康的な」環境は、物理的、社会的、そして経済的な健康資源への最適なアクセスを備えている。健康的な環境は、例えば安全が確保されていない物理的環境での、けがのような健康成果に直接影響を及ぼしたり、運動するための施設へのアクセスの制限あるいは促進といった、より興味をそそる、あるいはあまり興味のない個人行動をつくることによって健康的なライフスタイルに間接的に影響を及ぼすのである。―健康になるための選択は簡単である。―

健康的な環境に関係した指標の例は、異なる環境（家庭、職場、学校、交通機関など）での障害のリスクを減少させる物理的環境の状態、有害な生産物への暴露を減少させる状態、そして健康に影響を及ぼす商品やサービスへの公正なアクセスを促進する状態を含んでいる。社会的な動員と健康的な公共政策のような「健康的な環境」の指標の明確化と測定は、専門的な興味をかきたてているが、逆にそれゆえしばしばおろそかにされている。

**有効なヘルスサービス**：ヘルスサービスへのアクセスと適切な利用は健康状態の重要な決定因として認められている。ヘルスサービスの例は、基礎的なプライマリ・ヘルス・ケア、病院サービス、家族計画、予防接種、歯や口のケアを含んでいる。これらのサービスは、さまざまな方法のサービス、例えば公的・私的な資金に基づく

一般的なヘルスサービス、専門的なヘルスサービス、学校でのヘルスサービスであるが、その中に用意されているけれども、公正なアクセス、そして投資にみあった最適な健康成果を達成することに焦点を置くことによって、特徴づけられるべきである。

ヘルスサービスに関する指標の例は、集団予防接種の分布、発達スクリーニング、歯や目の障害、プライマリ・ヘルス・ケアへの自由なアクセスである。再度、プログラムの目的に関係のある成功、失敗のフィードバックとして、段階1の問題の再度の、明確化あるいは段階2の可能性のある解決策の再検討として使用することができる。

## 7．最終の評価―健康の成果―

| 社会的成果 | 健康成果 |
| --- | --- |
| QOL、健康の公正 | 罹病率、死亡率の減少<br>身体的機能の改善 |

介入の最終的な成果は、身体的・精神的健康状態（健康成果）の変化、そしてQOLあるいは集団内の健康の公正さ（社会的成果）の改善に関して検討することができる。

最終的な成果の明確化は、中間の成果としてのリスクの決定因と最終的な健康成果とのあいだの、理論的に予測された関係に基づくであろう。多くの場合、プログラム介入における時間のズレ、例えば喫煙をひかえることと、肺がんや心疾患の減少とのあいだの時間のズレのような評価しにくいヘルスプロモーション・プログラムに

おける長期の目的達成には、多くの年月がかかる。これらの健康と社会的成果の変化のモニタリングは、最初の局面で明らかにされた問題の再検討を支援するだろうし、介入の成功、失敗に関する優先度の再検討を導くであろう。―これを計画のサイクル概念と呼びたい。―

## 結 論

このモデルはヘルスプロモーション・プログラムの計画、評価そして維持の中で生じるすべての疑問に答えられない。意志決定者は、先に述べたようなスムーズなサイクルに決して従わない。ヘルスプロモーションに従事する多くの人びとはヘルス・ワーカーあるいはボランティアであろうとなかろうと、彼らが完全な世界のために完全なプログラムの構想を練るための質問項目のある一枚の用紙で始まるのではない。ヘルスプロモーションを進める多くの人びとは、学校や職場あるいは地理的に限定された地域のような人びとが住んでいる場所（settings：セッテイングズ）で働くのである。しばしば、人びとは優先度の高い薬物、そしてアルコール依存、交通事故、循環器疾患のような、あらかじめ予測できる問題の解決に努力する。多くのワーカーと管理者が管理しなければならない現実の財政的・組織的な束縛が存在する。このモデルは、これらの現実を上手に扱うこと、コミュニティ・コントロールを促進することを保障する機会を提供することへの1つのアプローチを備えている。ヘルスプロモーション実践家のエネルギーは、「責任」といったような事柄で阻害されることはない。

このモデルは、その有用性について批判的な検討もしないで無差別に採用される活動よりも、むしろ広く一般的に使えるような活動を導くことを意図している。そのような状況の中で、「どんなモデルが使えるのか」ということと、その問題をいかに解決するのかということがニードの最重要点である。実施のプログラムの開発に従事するわれわれの何人かは、すでに述べられたシステマティックな方法をもつこのモデルを用いるための資源、機会そしてスキルをもっている。それは何が可能であるか、何が障害であるかを明白にし、そして公衆衛生の問題を解決する成功の機会を強化し、改善するのかを示すことが大切である。異なる環境で何が得られるかといった限界性を知ることは、成功するプログラムを計画するためのみならず、ヘルスプロモーション・プログラムのコミュニティや政治的な期待を組み立てるためにも大切なのである。この意味でモデルは意志決定のさいに参考とすべき有用なポイントとして役立つのである。もっと重要なことは、このモデルの適用のさい、ヘルスプロモーションが複合的で洗練された活動であるがゆえに、もし成功させようと思うなら、注意深い計画と技術的な実行が要求されるであろう。

　この論文で提案されたモデルは、ヘルスプロモーション・プログラムの組み立てに従うインストラクション（教育・命令）のセットとして崇められるよりも、むしろ広い環境（状況・場）で使用され、採用されることで発展していくことであろう。

（訳：島内憲夫 1997年9月23日）

# 第3部
# ハリスの「ヘルスプロモーションの理論」
### ～それって重要？～

○講師：島内憲夫　順天堂大学スポーツ健康科学部健康社会学研究室助教授

○座長：北島智子　青森県健康福祉部次長

**司会**：ただいまから特別講演を始めさせていただきます。それでは座長の青森県健康福祉部北島次長、どうぞよろしくお願い致します。

## 【北島座長】

　青森県の健康福祉部の北島でこざいます。どうぞよろしくお願い致します。先程実行委員会事務局長の方から説明がありましたとおり、急遽特別講演の座長という大役を引き受けることになりました。皆様方の御協力をお願い申し上げます。それでは早速でこざいますが、特別講演の講師である順天堂大学スポーツ健康科学部健康社会学研究室助教授の島内憲夫先生を御紹介申し上げます。

　座ったまま失礼致します。島内先生は、昭和47年に順天堂大学体育学部健康教育学専攻科をご卒業になりまして、昭和49年に同大学大学院体育学研究科修士課程を修了、同年体育学部健康科学科の助手に就任されまして、昭和57年には同学科講師になられました。さらに平成4年には同助教授に就任され平成7年から現職でいらっしゃいます。先生は、わが国のヘルスプロモーションの草分け的な存在でこざいまして、著書には「オーラルヘルスプロモーション～歯科保健指導の進め方～」「ヘルスプロモーション入門」「ヘルスプロモーションのすすめ―地球サイズの愛は、自分らしく生きるため―」等多数こざいまして、私共が厚生省の国際課に勤めておりましたときには、先生の著書には、若手職員がヘルスプロモーションを勉強するさいのバイブル的存在になっておりました。また、先生は全国でヘルスプロモーションや健康に関する御講演をなさって

おられますので、本日御参会の皆様の中でも、よく御存じの方が沢山いらっしゃるのではないかと思います。正にこのジャンルの日本の第一人者といえる方でございます。

　本日島内先生には当初講師をお願いしておりました、オーストラリア、リバプール病院のエリザベスハリス先生の御講演予定だった内容をまずはじめに御説明いただけるということでございまして、そこにまた先生の解説をつけていただけるという事で伺っております。限られた時間ではございますけれども、島内先生とハリス先生お二人のお話をうかがえるような企画になり、大変貴重な機会だと考えております。

　本日のテーマは「ヘルスプロモーションの理論、それって重要?」でございます。それでは島内先生よろしくお願い致します。


【島内講師】
## 1　はじめに
### ―出逢いの瞬間こそ愛のすべて!―

　皆さんおはようございます。2000年はいろいろと不測の事態が起きるようで、3日前にハリス先生からメールでどうしても行けないからということで、いったい私はどうすればいいんだと聞きたい位でしたけれども、主催者側はしっかりとしていまして、あなたが紹介した人だから、あなたが責任を当然持つべきだという事で、ヘルスプロモーションでもシェアリングという大切な言葉があって、自らも責任を果たさなければいけないということですから大変不安な形ですが、今日の講演をすることになりました。皆さんやさしく

私の話を聞いていただければと思います。そこでハリス先生の話を中間にはさみまして、最初になぜ私がここに立っているのかといういきさつ等を含めまして、いままでの私の限られた経験ですけれども、その道ゆきを話しながら、皆さんに理解していただければと思います。

まず、最初に座長の北島智子さんですけれども、国際課でお会いしたときに私は出会った瞬間に、「この人はステキだ……！」と思った人です。あれ以来お会いしてなかったんですけれども、彼女がいろんな所で書いているものを見ていて、やはり私の目は大丈夫だったと思っていました。全く予測外に、昨日夜お会いしまして、どこかで見かけた方だなと思いましたら北島さんでした。大変名誉あることに彼女が私の座長をされるということで、昨日の夜、一人ににんまりとしてしまいました。

それから青森との出会いというのは、青森の保健大学ですか、山本春江先生って方がいらっしゃるんですけれども、私はヘルスプロモーションのことを今、中心的になって取り組んでいますけれども、もともとは健康社会学ということをしておりまして、当時、1986年以前はファミリーヘルス、とりわけ1978年に出された「プライマリーヘルスケアに関するアルマアタ宣言」のことを学びつつ、家族の健康をどうやって支えていったらいいのかという事を研究していました。そんな中、もう20年以上も前の話ですけれども、青森から山本先生が東京に来られて出会ったのが始まりです。この山本先生はThinking of Health Promotionということで、略してトープ（TOHP）という研究会を随分前に始められました。そこで青森

県の保健婦さん達がヘルスプロモーションにすごい関心を示してまいりまして、自主勉強会というものをものすごい勢いで展開されていました。

　他にもたくさんの人の名前を申し上げたいんですけれども、たまたま今回の皆さんの大会の資料のワークショップの2の所に座長の柴田ミチさんって方がいらっしゃいますが、私はミッチーって呼んでるんですけれども、彼女の勢いもなかなかで、いま相撲が両国でやられていますけれども、怒濤の寄りで徳俵があっても関係なしにぶっとばされる様な勢いで「しっかりしなさい」というような、エールを贈られた記憶もあります。まっ、それやこれやで私は人との出会いをすごく大切に考えていまして、意味あって人と出会い、また新しい仕事が出来るというふうに考えています。最近では先程青森市の方からも紹介がありましたけれども、元気プラザのかたがたとつきあいをすることになりました。また浅虫温泉の方とか、最近では青森市の職員の方ともヘルスプロモーションについて考えようという動きをしております。保健婦さんがたくさんいますので、自分の名前が出てこなかったと後でクレームをつけられると困りますけれども。

　皆さんぜひ興味がありましたら、私の資料の20頁の参考文献に助手の助友裕子先生と一緒に書いた「ヘルスプロモーションのすすめ」という本がありますが、これ1,400円位の安い本ですので、ぜひ買って下さい。その「はしがき」にも書きましたけれども、私は吉本興業じゃないんですがシマッチと呼ばれております。助手の助友はスケッチと呼ばれておりまして、青森の保健婦さんは大変変わ

った方がいらっしゃるわけで、とりわけ三上さんっていう方は変わっているようで、私たちスケッチ・シマッチを昨年デビューさせてしまいました。なんと第59回の日本公衆衛生学会の事務局の方がその本を読まれて群馬県で2,000人のアリーナでスケッチ・シマッチの健康の町づくり講座をしてくれという事で、わざわざ千葉県にある印旛村に主催者がこられたんですけれども喜んで引き受けました。どうぞこれから私をシマッチと呼んでいただければと思います。それからまた、写真、イラストを書く保健婦さんもいまして、これは藤田さんって方なんですけれども、その本の中に写真ではなくて、自分で書いてもらってステキだなんて言ったら、変な話なんですけれども、そういうイラストもありますので、活字の苦手な方は、そういうイラストを見て楽しんでいただければと思います。

　さて、また世界に視点を持っていきまして、私がヘルスプロモーションに、はじめて出会ったのは、1986年なんですけれども、現在のところ尊敬すべき三人の先生を私は持っています。今回ハリス先生が来られれば四人目の先生になったわけなんですけれども、まだハリス先生と私は実は直接お会いしてなくて、今回すごく楽しみにしていたのですが、大変残念です。

　一人目はイローナ・キック・ブッシュ先生という方です。私は1986年にデンマークのコペンハーゲン大学医学部社会学研究所に留学をしました。当初はプライマリーヘルスケアの事について勉強しようと考えていました。WHOの戦略はすべてWHOのヨーロッパ地域事務所、コペンハーゲンにありますが、そこが発信地となって動いております。現在でもその伝統は守られているようですけれ

ども、イローナ博士はヨーロッパ地域が変わっただけでは、世界は変わらないということで、スイスのジュネーブの本部長に5・6年たって移られました。そして現在は今年お会いしましたけれども、アメリカのニール大学の医学部教授になっています。私は予測していたんですが、なぜ彼女がWHOをやめてアメリカに移ったのか。彼女いわく「アメリカが変わらなければ、世界が変わらない」というふうにおっしゃってました。

最も大きなパワーを持っているアメリカの医学の人達の発想が変わらなければヘルスプロモーションというものは、市民のものにならないという事で、彼女は昨年9月からエール大学の方に移りました。大変なパワーを持っていまして、彼女は早々に21世紀のアメリカのパブリックヘルスの考え方の骨子にヘルスプロモーションという項目とコミュニティエンパワーメント、日本語で言えば地域の人達の力をつけていく。もともと地域の組織活動っていうのが日本のお家芸でしたけれども、そういったコミュニティを大切にしていく事が、実に人々の健康を支えるんだという事を主眼において今活躍されております。そういう意味ではすごくヘルスプロモーションのもう一つのキーワードは分野間協力ですけれども、彼女自身は社会学と政治学を学んだ人なんですけれども、自分の小さな学問領域に拘らず、色んな人たちの考え方を統合してこそ、健康は支えられるというような事をおっしゃってました。

それから二人目は、ドン・ナットビーム先生なんですけれども、今回のハリス先生との関係は大変深こうございまして、実はなぜハリス先生に来ていただこうかということになったかと申しますと、

そもそもこのドン・ナットビーム先生に来ていただいて、今年中に翻訳はすべて終わり、2001年に出します「ナットとハリスのヘルスプロモーションガイド・ブック」というふうなタイトルの著者のナットビーム先生に、最初に「青森の方に来ていただけませんか」っていう話を昨年でしたけれどもしました。そうしましたら、しばらくたって「スウェーデンでどでかい国際会議があって、タブルブッキングになっているからごめん」という事でそういう関係の中で、共著者であるハリス先生をお迎えしたわけなんです。まさか3日前にまたその先生がこれなくなると思ってもいませんでした。このドン・ナットビーム先生はウェールズ医科大学の教授で、大学院レベルで世界で初めてヘルスプロモーションの修士博士課程をつくられた方です。現在はオーストラリアシドニー大学の教授です。オーストラリアに行ってから5・6年以上たちました。私が初めて会ったのは1990年です。ヘルスプロモーションインターナショナル誌というのが出ているんですが、その中心的な編集をされていたナットビーム先生に会いにいこうと思いたった年でした。彼は教育学と社会学を修めている方です。

それから三人目はローズマリー・エルベン先生、この方は心理学の方です。現在はオーストラリアでヘルスプロモーションの活動をしておりますけれども、もとWHO西太平洋地域事務局、これはフィリピンにありますけれども、フィリピンのマニラですが、そこで初めてヘルスプロモーションの部を主催された方なんです。ところがなかなかこの西太平洋地域、日本が所属してますけれども、彼女苦戦していましてヘルスプロモーション的な考え方をこの地域に広

げる事にすごい反対をする派もありまして、具合が悪くなってしまって、ヘルスプロモーションを語れば語るほど落ち込んでいくという状況の中で、ついに私自身のサポートも充分でなかったんですが、御主人のいらっしゃるオーストラリアに戻るという事で、大変残念な人を、近くにいたのに失ったかなと。実は彼女が順天堂大学ヘルスプロモーション・リサーチ・センター（私の研究室に事務局がありますが…）っていうのを作ってるんですけれども、そのサポートして下さった方なんです。

　いま御紹介しましたすべての人、医学者でありません。社会学、教育学、それからハリス先生なんかは人類学とかソーシャルワークとかいわゆる社会科学の発想で、健康を支えるプログラムをつくってきている訳です。ここが医学的な発想のヘルスプロモーションとわれわれ社会科学が発想するものとの違い。この点もぜひ心にとめていただいてヘルスプロモーションに対しては色んな学問がアプローチしているんだという事をまずこ記憶いただければと思います。

## 2　日本で知られている
### 　　　ヘルスプロモーション

　さて、簡単に日本で知られているヘルスプロモーションのことにつきまして御説明したいと思います。

　まず、一つめは、レベルとクラークのいわゆる一次・二次・三次予防。これはアメリカのハーバード大学の医学、公衆衛生学の先生なんですけれども、今日、日本が健康日本21を展開している中心的な考え方のオリジナルはこのハーバード大学のレベルとクラーク

の考え方にあると私は考えています。一次・二次・三次予防、これは医学や看護教育の中でもすでに皆さん学んでいると思いますが、個人を中心にした健康増進プログラムですから、運動・栄養・休養を含めて、そして健康日本21では少し拡大した形でタバコとか歯の問題とかが出てまいりましたけれども、極めて医学的サイドの濃い病気予防を意識したターゲットになっている訳です。それに対してラロンド、これはカナダの厚生大臣ですけれども、健康を左右している条件は4つある。ライフスタイル・環境・ヘルスケア・遺伝。御存知のようにライフスタイルが50％影響し、環境が20％、遺伝が20％、そしてヘルスケアが10％と、大変残念なことなんだけれども保健医療の方がたが、これだけ健康診断を含めていろんなケアをしているにもかかわらず、実は、市民自身の健康生活習慣あるいはそれを取り巻く環境なんだというデータが出て来た訳です。そんな中でアメリカ的な医学の発想からいきますと、ライフスタイル中心の展開に行くわけですけれども、われわれ社会科学の考え方から言えば、家族・学校・職場・地域・街を含めて社会そのものが変わらなければ禁煙や運動不足の問題も解決できないというふうに、われわれは考えているわけです。それをWHOレベルまでもっていったのが、キックブッシュ博士でヘルスプロモーションに関するオタワ憲章、偶然私は1986年にデンマークコペンハーゲン大学に留学したのをきっかけにこのオタワ憲章を翻訳することになったわけです。その時になぜ私が翻訳することを引き受けたかと言いますと、憲章の素案を見た時にこれは社会科学の発想だなとすぐ気がつきました。読めば読むほど自分自身が考えている、健康社会学と

いう考え方と大変うりふたつでした。個人の問題から集団・組織をこえて制度・法律までの問題までも考えなきゃいけないという風なあたりが、すごく私にとってはフィットしたわけです。そして最近日本で話題になっているのがグリーンさんのプレシード、プロシードモデル、これはMIDORI理論、今日も来られておられますけれども、大分県の藤内先生らがこの複雑な理論を大変解りやすく紹介しているわけです。そして最後が、ナットビームとハリスさんのナッツシェル理論、これは直訳すれば胡桃の殻というふうなことなのですけれども、そんな大きなものではなくて小さな理論なんだよっていうような意味があるだろうと、私は解釈しています。ちょうど来年その本が出ますから、MIDORI理論の本とわれわれが訳した本とくらべて見て下さい。大変複雑な理論がグリーンさんのものであるならば、いま、翻訳中のものは大変シンプルで、こんなことでいいのっていうふうな感じの書物です。ここで最初に申し上げておきたいことはヘルスプロモーションというのは理論を学んだからできるという事ではないし、また、そうかといって理論を学ばなくてもいいよということではなくて大変矛盾した言い方なんですけれども、大切な事は地域であれば市民と皆さん方と行政、われわれ専門家が一体となってやっていくことである。そのときいままで得られた科学的な根拠、或いは経験的なもの全てを総合化して出来ることからやっていけばいいというくらいに軽く考えた方がいいと思います。これをわからないから出来ないってう事ではなくて、分らなくても現実に理論的に考えればうまい仕事をしている方もいらっしゃるわけです。そんな意味で日本の中にいま導入されつつある、そして入

って来た考え方を取り合えず整理しましたけれども、何が正しくて何が正しくないという話ではありません。どうぞ皆さんが納得がいき、そして使えるものを使っていただければ、とハリス先生の話もそこらへんにございます。

それでは今からハリス先生の話をさせていただきます。私自身の話ではありませんので少し訳本的になりますけれども、しばらくスライドを見ながら必要な方はどうぞメモを取って下さい。ハリスさんの話に忠実に私が話してまいりますので、私がつくっている話ではありません。

## 3　ヘルスプロモーションの理論
### ―それって重要―

ハリス先生のタイトルはヘルスプロモーションの理論―それって重要？、実は重要だけれとも本当なの？っていうような非常にやさしいタイトルをいただきました。ヘルスプロモーションプログラムは生活を助け、財産を守ることができると彼女は言っております。ヘルスプロモーションはコミュニティの力を結集し、行政に変革をもたらし、健康を守り、つくる行動を増やすことによって病気にさせるリスクファクターを減少させる効果を示してまいりました。ヘルスプロモーションの実践家自身にたずねる必要があります。これらのすべては偶然に達成されてきたのか、或いは私たちはどのような活動を何故するのかについてのアイデアを持っているのか、私たちは実践を導く理論を持っているのでしようか。多くのヘルスプロモーションプロジェクトとプログラムは理論的な根拠のないまま、

開発されてまいりました。しかしながら、それらはプログラム活動を効果的にする大変素晴らしい明確なアイデアをつくりだしてまいりました。私達は自分たちが使っている理論をあまり知りません。明確で、確かな理論を使うことはこれらのプログラムがあらかじめ決定したプログラムの目的を達成するための、より良い機会をもたらす可能性を増大させてくれます。これは私たちが問題の特徴や目標となるグループのニーズと動機づけ、そして介入の場所を理解することによって達成されるのです。

理論を使うことは、問題と私たちが開発したプログラムとのよりよい関係をつくってまいります。

私の話の中でいくつかの質問に答えようと思います。一つ目は理論モデル、枠組みとは何か、二つ目はヘルスプロモーションの一般的な理論とは何か、三つ目は実践的な理論の例はあるのか、ということでございます。

---

**開発された理由**

・研究上の問題に影響する主要な要因
・これらの要因間の関係
・できる状況とできない状況

---

今から「理論、モデル、そして枠組みとは何か」についてお話をいたします。開発された理論は3つの主要な要素から成り立っております。1つは主要な要因は私達の研究上の関心、問題に影響してまいります。例えば、なぜある人びとは定期的に活動し、ある人び

とはしないのかについて説明するといったことです。2つ目はこれらの要因間の関係についてです。たとえば知識・信念・社会的規範と身体的活動のようなものとの関係はいかなる関係にあるのか。3つ目は出来る状況と出来ない状況、いかにいつどこでなぜといった関係、たとえば人を活動に導くあるいは導かない時間的要素、場所的な要素、それは状況といったことでございます。

　一般的に使われている理論の定義を申し上げたいと思います。彼女の定義では「活動の基礎として使うことのできる現象の特殊化されたセットの性質や行動を分析し、予測し、説明するために考案された幅広い状況に適応できる体系的、組織的な知識である。」理論と言いますと普通体系的・組織的な知識というふうにわれわれは考えているわけですけれども、多くのヘルスプロモーション理論は、行動科学や社会科学からつくられています。それらは心理学、社会学、マネージメント、消費者行動、そしてマーケティングのようなあらゆる学問から借りてきているのです。これは彼女自身が文化人類学とかソーシャルワークや社会科学を研究しているところからこういうことに関心があるということを理解して下さい。

　ヘルスプロモーションの実践は個人の行動に関心を示すだけでなく社会の組織化の方法、ここは重要な点です。ライフスタイル・チェンジ（生活様式の変容）とか健康生活習慣に対して関心を私たちはすごく示しております。健康日本21もそうですけれども、それももちろん重要ですが、社会の組織化の方法、そしてヘルスプロモーションに関する政策と組織的構造に関心を示しています。要するに、社会の動き、制度、集団、組織、そういったことにも関心があ

るんだということを理解していただきたいと思います。

ヘルスプロモーションで使われている多くの理論は、定義の中で提案されているような高度に開発されたものではありません。まだまだ未成熟だということです。物理、化学の理論に匹敵するようなきびしい試験をされてきたものではありません。それらは理論的な枠組み、あるいはモデルとして実際に使われております。しかしながら、充分開発されていない理論の領域、たとえば健康的な公共政策、あるいは分野間協力のようなものは大変大きな利益を得る領域ですけれども未開発です。この点はわれわれも真剣に考えなければいけないと思います。

一般市民の個人の健康生活習慣を変えよう、変えてもらいたいということには集中しているんですけれども、実は政策を変える、あるいは保健医療福祉の以外の人たちと、どうやって協力関係を結んでいくのか、この点が大変重要なポイントになるわけです。

ヘルスプロモーションについての共通の理論に関するお話をしたいと思います。

ヘルスプロモーションに関する理論の範囲について考える一つの方法は理論を達成することに焦点をおくことです。現代のヘルスプロモーションはいくつかのレベルに影響を及ぼしております。まず、個人あるいは集団の行動変容それからコミュニティの内部に変化をもたらす健康を促進できるコミュニケーション・メッセージ、健康を促進することができるように組織内間に変化をもたらすこと、公共政策の開発、ヘルスプロモーションの理論はこのように幅広い領域のものを内包しております。

## ヘルスプロモーションの理論

| 変化領域 | 理論あるいはモデル |
|---|---|
| 個人に焦点を置いた健康行動変容の理論 | ・健康信念モデル<br>・理由づけ活動理論<br>・段階的行動変容モデル<br>・社会的学習理論 |
| コミュニティの変化と健康のための<br>　コミュニティ活動を説明する理論 | ・地域社会の動員<br>　・社会計画<br>　・ソーシャル・アクション<br>　・地域開発<br>・イノベーションの普及 |
| 健康を促進するコミュニケーション<br>　戦略の使い方を導く理論 | ・行動変容のためのコミュニケーション<br>・ソーシャルマーケティング |
| 組織の変化と健康を支援する環境<br>　創造を説明する理論 | ・組織的な変化の理論<br>・分野間協力のモデル |
| 健康的な公共政策の開発・実施を<br>　説明する理論 | ・政策開発のための組織的な枠組み<br>・政策づくりの決定因<br>・ヘルスプロモーション政策の指標 |

　これらの領域のものについて実践を導くことの出来るいくつかの理論モデルあるいは枠組みがあります。順番に簡単に説明をしていきたいと思いますが、まず保健信念モデルということが個人ではすごく重要なポイントなんですけれども、たとえば若い男性がタバコをすっていて、恋愛中はほとんど「タバコをやめて」と彼女が言ってもやめないのに、自分の子どもが生まれた途端にやめてしまうというのは保健信念モデルで言えばシリアスネス（重大性）という、

自分がタバコを吸うことによってまず倒れてしまったら、あるいはパッシブスモーキングで自分自身が吸ってることによって、この赤ん坊が病気になったらというふうな形で、この保健信念モデルなんかは皆さんもよく御存知なわけです。それからこれはリーズンド・アクション・セオリーですけれども、「理由づけ活動理論」っていうのがありますけれども、人は行動に対する意欲があるかどうかが重要なポイントなんだ、意欲が高ければ高いほど人は行動の方向に行く。それからこの段階的行動変容モデルっていうのは、一つの行動をとっていても最初は何もやろうとも思っていなかった段階からやっぱりやろうというふうに思って、そして具体的にその行動をとる、その後それを継続して行く、この段階的変容モデルで一番問題なのは、継続していくことが人間にとって大変難しいことであるということもこの中では述べられています。それから社会的学習理論、ヘルスプロモーションと言いますとバンジューラーのソーシャル・ラーニング・セオリーというのがすぐ出てまいりますけれども、人は人との関係力によって自分の行動を決定する。私はいつも思うのは目を閉じたら大切だと思う人が自分自身に語ってくれれば健康になる行動をとるということで、この理論を応用していますけれども、このように個人に焦点をおいた一つの理論というものがあります。

　次にコミュニティの変化と健康のためのコミュニティ活動を説明する理論がありますけれども地域社会の動員、なにはともあれ人びとを巻き込まなければコミュニティは変わらない、コミュニティ・インボルブメントという考えがありますけれども、地域には様ざま

な能力を持った方がいらっしゃるわけで、そういった人たちをうまく皆さんの領域の中に巻き込んでいくという方法論が、このコミュニティを変化させるための重要なポイントです。

　それからロジャースのイノベーション・セオリーから来ているんですけれども、イノベーション、たとえば青森もヘルスプロモーション、先ほどご挨拶の中で市長さんが、ヘルスプロモーションのことを力説していましたけれども、市長クラスの人がそのことを語っていくためには相当の努力があったわけです。たとえばこのイノベーションの例にとれば青森の保健婦さんが一体となってヘルスプロモーションやろうということを思いたった時に自分のまわりにいらっしゃる方、それも自分の分野をこえた人たちに声かけをする。また浅虫という一つの地域をモデルにした中で地域の人たちとも語り合っていくという展開の中で今日その市長さんがヘルスプロモーションということを私たちは今やっているんだという話に持っていったわけです。理論的には青森市民の1／3の方がこの市の展開について理解すれば街は自然と変わっていくというのがロージャースのイノベーション・セオリーの考え方です。

　それから健康を促進するコミュニケーション戦略の使い方を導く理論の中で、とくにマーケティングについては記憶していた方がいいと思いますけれども、私はいつも講演の中で話すのは、本当に皆さん方は健康という商品を売る気があるのかっていうことをいつも問いかけます。売る気があるならなぜもっとメディアを使わないのか、テレビとか雑誌とか新聞とか健康情報をどこで得ていますかという調査はどの学会でも皆さんやっています。かならず人が答える

のはテレビ、ラジオ、新聞、雑誌、といったようにメディアのことを言うんですよ。ところがそれはただ調査するだけでほとんどそこにお金を投入しません。そういう意味ではもっとテレビとか新聞とかは活用すべきだろうと思います。逆にそれは企業のように数千万もコマーシャルのために使えないという理由はあるかも知れませんけれども、そうなれば企業のフィランソロフィーという考え方があります。企業は社会的貢献をしなければいけない、企業の売上の中の何割かは健康福祉の領域に使わなければいけないっていったようなフィランソロフィーの考え方があるわけです。経営者をくどいてそういったお金を行政がたくさんのお金を使わなくても企業が主体的に放送してくれる、そういったこともこのマーケティングの中に入っております。と同時に皆さんがフォーカスとして焦点をあてられている子どもとか高齢者とか障害者がどんなニーズを持っているかということについて私たちはしっかりとした調査・インタビューなどをしてから、健康サービスを展開していかなければいけない、私たち自身が考えていることだけで、政策なりあるいは実施をしてはいけないっていうあたりもこのマーケティングの考え方を学ぶとよく理解できると思います。

　あとの組織の変化、それから政策のあたりですけれども、ここらへんは、だままだ未整理の段階です。私自身は「健康日本21」制度化の中での、健康文化都市の形成過程とその評価というものを星先生なんかと一緒につい最近まとめてあります。星先生自身は健康日本21の地域版のマニュアルをつくられていますけれども、私はずっと健康文化都市にこだわっていまして、その健康文化都市をど

ういうふうな形で形成し、評価し、その評価も市民と一緒に評価指標までも考えていくということを提案していますが、そんなあたりが、この最後のヘルスプロモーション政策の指標とかあるいは分野間モデルの中に入っているというふうに理解していただけばと思います。

いま、簡単にいくつかのことを説明いたしましたけども、いまからハリス先生自身が選んだ3つの理論につきまして順次彼女の考えを申し上げたいと思います。まず、健康行動を説明する理論について、彼女はこういうふうに考えておられます。

---

**健康活動を説明する理論**

・情報が不十分である
・集団内の個人は異なる変化の段階にある
・私たちは社会的・物理的環境を作ったり変化させたがる

---

保健信念モデル、理由づけ活動理論、段階的行動変容モデル、そして社会的学習理論を含む健康行動を説明する鍵となる理論があります。これらの理論を一緒に使うことによって、次のようなことを見ることができます。まず、情報が不充分である。私たちは観察、実践の監視や反復を通して自己信頼、これはセルフコンフィデンスという言葉を使っておりますけれども、自己信頼を増加させることによって人びとを支える必要があります。僕も含めて、皆さん方も自分自身を信頼しているのかどうかという点です。

2つ目は、集団内の個人は異なる変化の段階にあります。私たち

は人びとが自分たちの行動を変化させたくなるようなプログラムを仕立てる必要があります。果たして私たちは本当に行きたくなるような健康講座、あるいは健康診断、健康企画をしているのかということであります。

3つ目はしばしば社会的物理的環境、あるいはプログラムのカギとなる要素としての環境に対する人びとの認識を形づくったり変化させたりする必要性をもっております。次に、コミュニティの変化を説明する理論について彼女の話をさせていただきます。多くのヘルスプロモーション・プログラムは個人と同様にコミュニティで取り組むことに関心があります。一般的なアイディアのいくつかはコミュニティの変化を説明するための理論から浮かび上がって来たものであります。

### コミュニティの変化を説明する理論

・コミュニティ活動の焦点は、健康の決定因を強調する
・健康のための個人技術は、集団的な活動能力を含んでいる
・新しいアイディアを実践の紹介は、効果的な変化要因によって影響を受ける

次の点はすごく重要なポイントだと思います。コミュニティ活動の焦点は個人のコントロールを越えた健康を決定する社会的、経済的、そして環境的要因を強調しています。私たちが考えなければならないのは個人の健康を左右している条件について、一つひとつ考えていかなければいけないということです。

次に健康のための個人的な技術は個人の行動を修正する活動を必要としているだけでなく、健康を改善する集団的な活動能力も必要としています。個人自身が自分でできる面と集団的な力、他人の集団的力を借りてできる場合と2種類あるということです。そしてコミュニティを通しての新しいアイディアと実践の紹介はマスコミュニケーションや役割モデルを強調した効果的な変化事由によって影響を受けます。さきほど説明しましたが、これからはマスメディアの人と仲良しになることが市民にわれわれの考えを伝えていくための重要なポイントだということです。

行動変容をもたらすコミュニケーションを導くモデルについてお話いたします。

---

**コミュニケーションを導くモデル**

・マーケット・リサーチ
・資源、メッセージ、媒体そして受け手との調和
・幅広い異なるコミュニケーション方法を使うこと

---

多くの成功したヘルスプロモーション・プログラムはマスコミュニケーション媒体を効果的に使っています。行動変容をもたらすコミュニケーションを導くモデルから学ばなければならないことは、問題を明らかにし、目標集団を区分し、そしてコミュニケーション・アイディアを試すための充分なマーケット調査の重要性です。マスコミュニケーション・キャンペーンを開発するための資源、メッセージ、媒体、そして受け手を調和させるニードの問題、最後が

異なるコミュニケーションの方法、テレビ、印刷物、ラジオを幅広く使うこと、そして、どこで開催するのかあるいはどこで、場所の問題等のことが重要なポイントになります。

> **組織の変化を説明する理論**
>
> ・ヘルスプロモーション・プログラムは中心となるビジネスとうまくかみ合うのか
> ・組織の間と内部の異なるレベルで取り組むこと
> ・熟練した労働者

　組織の変化を説明するモデルについてお話いたします。多くの成功しているヘルスプロモーション・プログラムはヘルス・システム以外のところに存在しています。この点は大変重要です。いままで「病気になったらどこに行くの」って私は質問するんです。「医者にかかる、病院に行く」ってふうに皆さん答えます。じゃ、「元気なときどこへ行くの」って言いますと、「学校に行く、職場に行く、カラオケに行く、世界一周旅行に行く、公園に行く」というふうにいろんなところに人は行きます。そんな意味で実は健康福祉に関係ない日常生活のあらゆる場所が実はヘルスプロモーションにとって重要なんだということをここで言っているわけです。彼女いわく、学校や職場のような他の組織で働いているヘルスプロモーションの実践家をしばしば含んでいると言います。また組織の中心となるビジネス、そしていかなるヘルスプロモーション・プログラムがこの中心となるビジネスとうまくかみあうのか、また組織のあいだと同様に組織の内部の異なるレベルで取り組む必要があります。自分の

内部の問題と自分の外の組織との関係、そして部門をこえて取り組むことのできる熟練した労働者を必要としております。多くの専門職は自分の領域のことはできるけれども他の領域のことには関心がないといったことがよくあります。とりわけ全国市町村を回って気がつくことは健康課以外の課長さん以下職員がなぜオレが健康のことをやらなきゃいけないんだというのが第一声です。なんで環境課が、なんで社会教育課が、なんで土木課がというのが最初の反応でした。しかしいろいろと説明しているあいだに実は自分たちも健康を支えている課なんだというふうに気づいてもらうにはずいぶん時間はかかりますけれども、わからないことはありません。今までそのことを理解できなかった市町村に会ったとはありません。

健康的な公共政策の開発のためのモデルについて彼女の考え方をお話いたします。

---

**健康的な公共政策の開発のための理論**

・政策は科学的根拠（証拠）に基づくだけではない
・重要な関係者の方法は十分理解される必要のある問題である
・公衆の意見や政治的な環境への影響は重要である

---

行政の政策に影響するヘルスプロモーションの実践家の中で関心が増加しております。たとえば道路の安全やデザインに関する政策の変化は障害の割合にドラマチックな影響を及ぼしています。政策開発のモデルは私たちの理解を助けてくれています。政策は問題の性質や程度といった単一の根拠に基づくだけでなく、問題に取り組

む効果的な戦略への思いにも基づいております。政治的な文脈で明らかにされる必要があります。このことはイローナキックブッシュさんに最初にお会いしたときに、私もハッと思ったのですけれども、健康戦略は2つあるんだ、1つは個人あるいは一般の方がたに対する生活戦略であるんだけれども、もう1つは政治戦略なんだということを、1986年にあったときにいきなり言われましたので、随分衝撃的でまた感動を覚えた記憶があります。政治的な戦略、ということは、健康問題は、今まではお医者さんを中心とした一つの健康システムの保健医療のシステムの内部の問題だったかも知れませんけれども、われわれの考えるヘルスプロモーションの考え方に立てば、その責任はメイヤー、市町村長がとるということになります。だからこそすべての課が健康についていろんな知恵を出さなければいけないということを理解していただけるかと思います。そしてまた重要な関係者、まずもってこれは中心人物ということでいいんですけれども、かれらがみずから充分理解される必要のある問題と可能な解決策を認識することです。そして公衆の意見、これはパブリックオピニオンですけれども、政治的な環境への影響は新しいアイディアを紹介したり、政治的な政策の採用に際し、大変重要な、大衆の意見を聞きましょうということを提案しております。彼女のいまの考え方では、皆さんの多くに役立つよい実践の原理となるような新しいアイディアはありません。これは偽りのない正直なところだと思います。皆さん方もぜひ皆さんがやってらっしゃる活動とか市民の行動がいったいどんな理論的なバックで動いているんだということに気づくことを積み重ねていく必要があるような気が

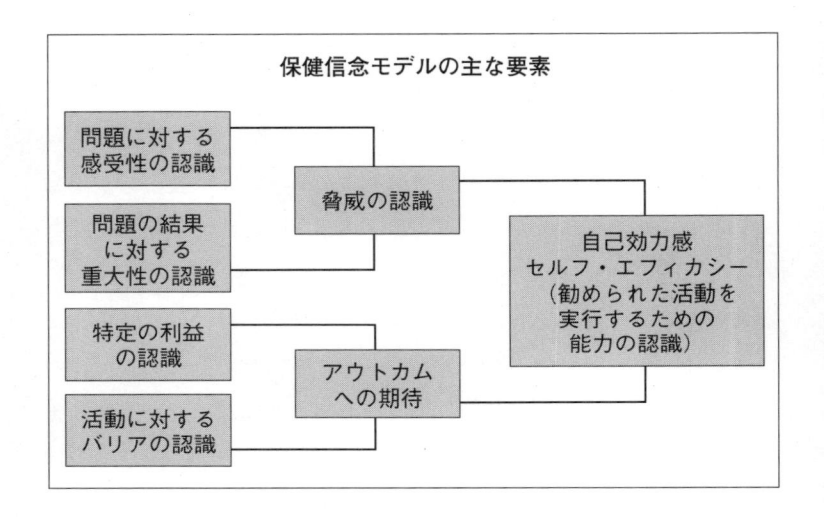

```
保健信念モデルの主な要素

┌─問題に対する──┐
│ 感受性の認識 │──┐
└─────────┘  │
          ├──[脅威の認識]──┐
┌─問題の結果──┐  │         │
│  に対する  │──┘         │
│ 重大性の認識 │          [自己効力感
└─────────┘           セルフ・エフィカシー
                     （勧められた活動を
┌─特定の利益──┐             実行するための
│  の認識   │──┐           能力の認識）]
└─────────┘  │         │
          ├─[アウトカム]──┘
┌─活動に対する─┐  │  への期待
│ バリアの認識 │──┘
└─────────┘
```

します。研究者もまだまだこの理論的バックのことを解いておりません。私の話のなかで記憶してほしい重要なことがあります。それは観察を繰り返すということです。観察を繰り返すことによって理論とモデルとの関係をしっかりと理解する、ある状況に出くわした時、あるいは何が起きるかについて予測できる能力、この予測できる能力というものが、理論的な学びをするとき起きてくるような気がいたします。さて「実際的な理論って本当にあるのでしようか」っていうことについて、彼女が一つのヘルス・ビリーフ・モデル、保健信念モデルを出されて簡単な説明をされております。

理論とモデルはそれらが実際に適用できない場合には有用性は大変小さくなります。理論を実際に使っている良い例は、予防接種の理解を改善するために使われている保健信念モデル、ヘルス・ビリーフ・モデル、このモデルは健康診断や予防接種プログラムのよう

な公衆衛生のプログラムに、なぜある人びとは参加するのかを説明するため独自に開発されたものです。このモデルは個々人が予防行動をとったり、健康促進したりするための行動を予測しています。たとえば彼らが状況や問題を敏感に受けとっているとき、利益を得る活動が見えているとき、そして活動の利益がお金に勝るとき、要するに金がかからなくて、そして自分に何か効果があるといったような得をするといった感覚があるとき、人は行動をとるということです。

---

### 催促状

一般的な催促状
* あなたの赤ちゃんに次の予防接種を受けさせてください
* このカードをかかりつけのお医者さんか
  近くのベビー・ヘルス・クリニックで見せてください。

保健信念モデルに基づいた催促状
* 毎年15,000人の子ども達がワクチン予防接種が必要な
  病気で入院しています。その内の何人かは重症です。
* あなたの赤ちゃんに次の予防接種を受けさせてください。
* このカードをかかりつけのお医者さんか
  近くのベビー・ヘルス・クリニックで見せて下さい。
  もし疑問がありましたら988765までお電話ください。

---

これは皆さん方それぞれの地域ですぐにためすことのできる理論の1つの例だろうと思いますけれども、たとえば50人でもいいですし100人でもいいですけれども、予防接種に対して、本当に来て欲しいと思ったならば、ヘルス・ビリーフ・モデル、保健信念モデル

に基づいた催促状を送ったほうがいいということをここで示しているわけです。まず一般的な催促状と書いてありますけれども、「あなたの赤ちゃんに次の予防接種を受けさせて下さい。このカードをかかりつけのお医者さんか近くのベビー・ヘルス・クリニックで見せて下さい。」というように何にも情報を入れないで、来て下さいというだけの場合と、保健信念モデルという理論を学んだ保健婦さんがその文章をつくり、例えば「毎年1万5千人の子ども達がワクチン予防接種が必要な病院で入院しています。そのうちの何人かは重症です。」というように書くのでは大きな違いがあるわけです。あるいは脆弱性なんかにもかかわりますけれども、「あなたの赤ちゃんに次の予防接種を受けさせて下さい、このカードをかかりつけのお医者さんか近くのベビー・ヘルス・クリニックで見せて下さい。」ということに「もし疑問がありましたら988―765までお電話下さい。」とか「何かありましたらここに連絡して下さい。」ということを書き加える、これがハリスさんに言わせれば、人の心を少し動かせる、心が動く1つの重要なポイントだというわけです。

　その結果、保健信念モデルに基づいた催促状を出すと、そうでないグループよりも、より参加する人が多いというデータがここに出ているわけです。

　いま、いろいろとお話しをしましたけれども、人の行動ひとつをとり上げても、たとえば今回は保健信念モデルのひとつの事例を出したにすぎません。けれども先ほど表にして示しましたように、個人の理論から集団・組織、それから政策のレベルまでいくつかの理論があります。これを一つひとつきちんと証明して、初めて私たち

の使えるものになると思うわけです。まだまだ日本ではここら辺の事をしっかり整理した書物もまだありません。いまのところ理論書として存在しているのは、プレシード・プロシードモデルの翻訳書が出ておりますけれども、あれも全て翻訳された訳でなくて、ポイントだけです。後でシンポジウムで藤内先生がその話をされると思いますけれども、まだまだ日本にはそういった理論的なものは充分入って来ない状況があります。

---

### お持ち帰りのメッセージ

・理論には構造的なアプローチが備えられていることが大切である。
・すべての状況で使うことのできる単一の理論などありそうにない。
・理論と実際をうまく組み合わせることが私たちが直面している大きな挑戦の一つである。

---

さて最後のスライドに近づいておりますけれども、お持ち帰りのメッセージは何かということで、彼女がこういったことを皆さんにお話ししようとしております。残念ながらこの話の中でヘルスプロモーションの実践に必要な全ての理論の大要をきちんとすることは不可能です。

今回の私の話の中で試みたことについて、簡単にまとめておきたいと思います。一つはヘルスプロモーションに関して何が試みられているのかについて考えるための構造的なアプローチが備えられていることが大切です。そしていくつかのプログラムは、なぜ他より

もより良く取り込まれるのかについて理解することも大切です。いくつかの理論モデルがあるんですけれども、結構好まれて使っているものがあります。

2つ目はそれはどうしてかと申しますと、現代のヘルスプロモーション実践が、政策に影響するようなものから簡単な個人の行動変容やコミュニティや他の組織的な構造での取り組みといったことに関心がこざいます。すべての状況で使うことのできる単一の理論はありません。ここが大変難しいところです。グリーンさんのMIDORI理論を見ても分かる通り、彼の精緻なクリアな頭がいままでのすべての理論をあのプレシード・プロシードの（MIDORI）の中に入れこんでおります。まだすべてではありません。例えば、政策を決定していく、あるいは街を発展させていくといったヘルシー・シティズ・プロジェクトの20ステップのようなものは、あの中にはまだ入り込んでいないわけです。すべての問題は一つの理論で解決するということはない訳です。

3つ目は、理論と実際をうまく組み合わせることにケリをつけることは、私たちが直面している大きな挑戦の一つであります。多くの領域の中で、理論は充分に開発されておりません。厳密な試験をされているわけでもありません。いくつかの理論を通してその取り組みを見ることによって、これらの領域の私たちの知識を深める活発な活動をすべきだろうと思います。

例えば私の例で言いますと、私自身は保健婦さんでも栄養士さんでもありませんから、実践という意味では直接的に市民と関われないわけですけれども、そういった方がたの経験とか話を聞いている

うちに、これはこういう理論に裏付けられて、この方は動いているということが良く見えてまいります。そういう意味では、私たちと皆さん方含めて理論的な研究をされている方と、より実践的な活動されている方の協力がこの新しい理論、モデルをつくるためには必要不可欠であろうと私は考えていますし、ハリス先生もそのように申しております。

さて、最後に彼女はこういったメッセージで締めくくっております。「理論をうまく使うことは成功への機会を拡大させることでしょう。この理由から理論を使うことは、ただ学術的なものにするためでなく、親しみのあるものにするためなのです。私たちお互いが日々の取り組みの中で理論を理解し、活かす必要があるのです。」これがハリス先生の今回皆さん方にお話しするメッセージです。

## 4　おわりに
### ―ハッピー・ファクターを探してみませんか―

それではちょっと明るくしていただけますでしょうか。ちょうどいま12時近くでしたっけ、時間は12時半までいただいておりますけれども。少し午後のこともありますので早目に終わらせていただきたいと思います。私も大学ではいつも授業は一時間を超えてやることはないのが有名で、大変好評を博しております。皆さん方は遠くからお金を払って来ていて、ハリス先生が急病な上に、またまた私の話でお金を損した感覚になっては困りますけれども。

最後に、今後の宣伝をさせていただいてハリス先生の代講を終わりたいと思います。第59回の日本公衆衛生学会に皆さんの中で行

かれる方もいらっしゃると思いますが、初日の6時から「ハッピーファクターを探そう」という自由集会を開くことにしました。これは最近日本でも諸外国でも流行っていますけれども、エビデンス・ベイスド・メディスン（Evidence based Medicine）という、いわゆる科学的証拠に基づいて行動を取ろうという科学主義に対する、ちょっとしたジャブを入れようということで、いままでの健康生活習慣の重要性については、疫学者を中心として運動不足、あるいはバランスの悪い食事、タバコの吸い過ぎを含めて健康を疎外するリスク・ファクターのコントロールを探す形で展開をしてまいりました。これは医学の大変重大な成果です。

　これは私のつくった坂道の図、今日も藤内先生が素敵な改善をされていま、全国に出回っているんですけれども。あの図で言えば健康という球を一人の人間が坂道を押し上げているこのライフスタイルチェンジについては、確かに疫学の方がたの成果であるいろんな危険因子を、リスク・ファクターを探すことができた。これは重要な点です。われわれ社会科学は何が提案できるかというと、幸福因子を提供できるのではないかということで、今回自由集会でハッピーファクターを探す会っていうのを提案いたします。これは医学の領域では皆さん『パッチ・アダムス』の映画を見られた方、ちょっと手を上げていただけますか？ああ、意外と少ないですね。ぜひ今日の夜はビデオ屋さんに行かれて『パッチ・アダムス』のビデオを借りて2時間くらい見て欲しいんですけれども。パッチさんて方は、アメリカのお医者さんで、今年8月来られました東大の医学部の大学院の健康社会学にいる蝦名玲子さんって方が、第9回の日本

健康教育学会の時、私のとこに寄って来まして、先生の考え方はとても素敵だっていうふうに、いきなり言われてしまったんですね。パッチ・アダムスみたいだなんて言われて。「"パッチ・アダムス"って、あの"パッチ"なんですか？」って聞いたら、パッチさんって方はすごい大男で190センチくらいあるんですけれども、彼はあるとき精神的病に落ちてしまって、精神病院に入るんですね。で、その中でお医者さんのカウンセリングを受けているうちに、そのお医者さんがまったく私の考えを聞いてくれていない、ただコーヒーを飲みながらメモを取っているようなフリして、私の話を聞いてくれていないっていうことに気づき、いかにいい加減な医者がいるのか、私自身が医者にならなきゃならないということで、医学部に入学して、そして見事に卒業して、いま自分の考えるユーモアと笑いのあるホスピタルということで、彼自身は私は「ピエロだ」っていう言い方をしています。あの危機的な死を待っている病院の中ですら笑いがいるんだ、何となく私たちは癌になるとか死が近つくと、だんだん医者も去って行き、関係者も何も言わない状況になっていく、なんか変じゃないか、普通の人間としてっていうあたりから、彼が言い出して素敵な本を書きました。それを蝦名さんって方が翻訳されて、私はいただいておりますけれどもパッチさんの健康に対する考え方に私もすごく賛同します。彼はこういうふうに言っています。「健康って何って聞かれれば、僕はこう答えるよ。僕は健康とは幸せで、精力的な生活を送ることのできる状態だ。」彼は高齢者の行動を見ていて気がついたそうです。どう見ても医学的には病気をいっぱい持っているのに、どうしてこの人たちは生き生きと生

きてるんだ、病気があるから健康ではないということではなくて、健康の要素があるから健康なんだ。私もそれにはすごく賛成してます。私も30年近く、健康とは何かを聞き続けてまいりました。小さな5、6歳児から80歳の方がた、いまのところ分かっていることは、国民は体と心と目を閉じたら大切だと思う家族、友人、あるいは隣近所の人、同僚含めて人との関係で健康をとらえようとしているわけです。となれば、身体をターゲットにした健康サービスが、いかに狭いものであるかということは、お分かりいただけるかと思います。心の問題、そして人間関係までも守備範囲を広めたということは、家庭、学校、職場、地域を含めた政策なり、その戦略を私たちは持っているのかということです。

　ヘルスプロモーションというのは、人びとが自らの健康をコントロールし、改善することが出来るようにするプロセスである。私たち専門職が決めた健康の定義に近づけるのではなくて、一人ひとりが決めた健康の定義を支えていくということが、ヘルスプロモーションの基本なわけです。ですから個人の問題から制度の問題まで、幅広いことが要求されております。そんな中で私は健康とは何かについての、このパッチさんの考え方もすごく重要で、パッチさん自身はこれませんので、蝦名さんに病院を舞台としてハッピー・ファクターをどう訳してもらおうかと思っています。私自身はそこで学界でもレジメで出しましたけども、ハッピー・ファクターの構造ということで、それを提案させてもらおうと思っております。いろいろとお話をしてきましたけれども、最近私が思うのは、人生を豊かにしていく、素敵に過ごしていく、何が最も重要かっていうふうに

考えたところ、やはり「愛の問題」と「幸せの問題」と、そして「健康の問題」なんだというふうに考えるようになりました。今日は私は本来は愛の島内とか言われているんですけれども、時間がありませんのでまた呼んでいただければ愛について2時間しゃべりたいと思います。…、といって余韻を残しながら終わりたいと思います。最後に遅れましたけれども、この研究会を主催した青森県、青森市その他の関係者にお礼をまず申し上げたいと思います。私はいつもどこに行っても最後の閉めはアインシュタインの言葉ですけれども、その言葉を今回の第22回の研究会の特別講演にお招きいただいたお礼でもないですけれども、締めくくりとして伝えたいと思います。

「自分自身、そして他人の人生を無意味と考える人間は、不幸なだけでなく生きるに値しない」

どうも皆さん、ご静聴ありがとうございました。

## 【北島座長】

島内先生、本当にありがとうございました。少々お時間早いんですけれども、本来ハリスさんの英語のご講演を通訳を通して伺うという予定だったものですから、本当は2倍の時間がかかった講演内容でございました。本日は先生の方にハリス博士の講演内容に加えまして、先生御自身の分かりやすい解説をいただいたということで、非常に効率的な、そして内容の濃い講演をいただいたと思います。先生からは、私たちが本当に行きたくなるような健康診断や健康講座、健康教室などを行っているのか、住民の行動を変えていく

のは難しい、というふうに言ってしまいがちなんですけれども、やる気でやっているのか、効果的にやっているのかということを、改めて問われる内容だったかと思います。

またヘルスプロモーションの理論と申しますと、何となく難しい感じがいたしますけれども、先生からヘルスプロモーションはいろいろな学問が混在し、いろいろな考え方があるということ、また、それらの理論をうまく噛み合せてうまく活用していくということ、そして余り難しく考えず、市民、専門家、行政など、いろいろな人が協力して分かるところできるところから実践すれば良いんだというような、私たちの気持ちが少し軽くなるような話もいただいたところでこざいます。多くの人、多種多様な人が協力してやって行くというヘルスプロモーションにつきましては、人との出会いを大切にするという先生の信条にも通じるものだと思いました。これから健康日本21を各県、各地域で実践して行くことになるわけですけれども、これからの施策を有効に進めていく上でも、本日お伺いいたしましたヘルスプロモーションの理論、ご講演を活動に生かしていただければと思っております。本日は本当にありがとうこざいました。

―― 拍　　手 ――

監訳者　島内憲夫
　　　　（順天堂大学スポーツ健康科学部健康社会学研究室・順天堂大学
　　　　ヘルスプロモーション・リサーチ・センター〈WHO協力機関〉）

共訳者　石田共子（元順天堂大学医学部公衆衛生学教室）
　　　　長松康子（元順天堂大学医学部公衆衛生学教室）
　　　　西田美佐（国立国際医療センター）
　　　　島内直子（国際健康社会学研究所）
　　　　助友裕子（順天堂大学ヘルスプロモーション・リサーチ・セン
　　　　　　　　ター〈WHO協力機関〉）

21世紀の健康戦略5
ナットとハリスのヘルスプロモーション・ガイド・ブック
　─ヘルスプロモーションの理論とモデル─

2003年11月25日　第1版第1刷発行
●
監訳者　島内憲夫
共訳者　石田共子・長松康子・西田美佐・島内直子・助友裕子
発行者　垣内健一
●
印　刷　（株）シナノ
製　本　イマヰ製本
発行所　垣内出版株式会社
　　　　〒162-0805 東京都新宿区矢来町3番地
電　話　03-3260-4982
ＦＡＸ　03-3260-4986
振　替　00170-9-25966

ISBN4-7734-0264-4